UN RECORRIDO POR EL CÁNCER DE PULMÓN

360° DE ESPERANZA

3ª EDICIÓN

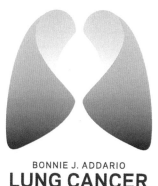

BONNIE J. ADDARIO
LUNG CANCER
FOUNDATION

La Fundación Bonnie J. Addario del Cáncer de Pulmón (Bonnie J. Addario Lung Cancer Foundation: ALCF) se fundó en 2006, pero en realidad empezó mucho antes de su inauguración oficial, cuando a Bonnie se le diagnosticó cáncer de pulmón, y esto redefinió su vida. Su pronóstico fue sombrío cuando se le diagnosticó en 2004. Después de una intervención quirúrgica de 14 horas de duración, una batería de enfermeras y médicos, muchos tratamientos de radioterapia y quimioterapia, coágulos de sangre, procedimientos y tubos que invadieron su anteriormente predecible vida, Bonnie se convirtió en una sobreviviente de cáncer de pulmón.

En una posición singular para convertirse en la voz de las otras 1.5 millones de personas afectadas personalmente por el cáncer asesino número 1, ella empezó a pensar en maneras de ayudar a las personas que encaran la crisis de esta enfermedad altamente estigmatizada. "¿Qué hay acerca de los 450 pacientes que mueren cada día de cáncer de pulmón en Estados Unidos solos y sus familias?" Preguntó Bonnie. "¿Dónde está la indignación?" El 6 de marzo de 2006, las noticias dieron la primicia de que Dana Reeve perdió su batalla con el cáncer de pulmón. Bonnie decidió:

"¡Basta, ya es suficiente!" Y entonces nació la ALCF.

Desde su fundación, la ALCF ha crecido para convertirse en la primera entidad colaborativa internacional de su clase, al recolectar millones de dólares para investigación sobre cáncer de pulmón, y para programas para apoyar a los pacientes y sus familias.

La ALCF también ha crecido para incluir el ALCMI, un consorcio de investigación internacional, Jill's Legacy, un consejo consultor de jóvenes profesionales prometedores, así como nuestra familia de afiliados, recaudadores de fondos independientes y socios.

www.lungcancerfoundation.org

AUTORES

Bonnie J. Addario, Fundadora y sobreviviente
Fundación Bonnie J. Addario del Cáncer de Pulmón
(Bonnie J. Addario Lung Cancer Foundation)

Directora ejecutiva asociada de servicios a pacientes y programas para pacientes
Escritora/editora sénior
Gerente de proyectos/escritora colaboradora

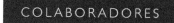

COLABORADORES

Shane P. Dormady, MD, PhD Editor en jefe
Valley Medical Oncology Consultants

Danielle Hicks
Eileen Johnson, RN, MSN, CPHQ
Alicia Sable-Hunt, RN, MBA

AUTORES / JUNTA DE ASESORES

Lisa Boohar, MD
Directora médica del Sequoia Hospital, Departamento de Radiación Oncológica

Elizabeth A. David, MD
Profesora asistente de cirugía, cirujano torácico en la Universidad de California Davis

Shane P. Dormady, MD, PhD
Director de oncología médica torácica en El Camino Cancer Center
Valley Medical Oncology Consultants

David R. Gandara, MD
Profesor de medicina en la Universidad de California, Escuela de Medicina Davis,
y Director asociado de investigación clínica, y Director de oncología torácica
Centro Oncológico Integral UC Davis (UC Davis Comprehensive Cancer Center)

Paul Hesketh, MD
Director de oncología torácica, Centro Oncológico Sophia Gordon
(Sophia Gordon Cancer Center), y Director de oncología torácica,
Lahey Clinic Medical Center

Richard Lanman, MD
Director médico, Guardant Health

Robert Sinha, MD
Director médico, El Camino Hospital Radiation Oncology

AUTORES COLABORADORES

D. Ross Camidge, MD, PhD
Director de la Clínica de Oncología Torácica y de los Programas de Investigación Clínica, y médico especialista
adscrito al Programa de Desarrollos Terapéuticos en el Centro Oncológico de la Universidad de Colorado
(University of Colorado Cancer Center)

Guneet Walia, PhD
Director sénior de investigación y asuntos médicos, Fundación Bonnie J. Addario del Cáncer de Pulmón
(Bonnie J. Addario Lung Cancer Foundation)

Copias adicionales: para ordenar copias adicionales, visite la página web www.lungcancerfoundation.org, llámenos al 1-650-598-2857 o escríbanos un correo electrónico a la dirección hope@lungcancerfoundation.org.

Bonnie J. Addario Lung Cancer Foundation • 1100 Industrial Road #1 • San Carlos, CA 94070

Diseño: White Space, Inc.

RECONOCIMIENTOS

La Fundación Bonnie J. Addario del Cáncer de Pulmón (Bonnie J. Addario Lung Cancer Foundation: ALCF) se enorgullece de publicar la 3ra edición de *Un recorrido por el cáncer de pulmón — 360° de esperanza* con los avances más recientes y actualizaciones para ayudar a los pacientes en tiempo real. Estamos eternamente agradecidos con el Dr. Shane Dormady por su liderazgo y experiencia en la edición de esta guía, y con los médicos especialistas en cáncer de pulmón líderes, quienes proporcionaron información y dirección sobre el contenido original.

Es solo a través de la generosidad de quienes nos brindan apoyo que podemos publicar y volver a publicar esta guía, y ofrecerla sin costo a la comunidad del cáncer de pulmón, los pacientes que padecen dicho cáncer y sus familias. Para esta 3ra edición, damos un agradecimiento especial a Boehringer Ingelheim, Celgene, Genentech, Merck y Novartis. La edición anterior fue apoyada por Accuray®, Bodesix, Cancer Commons, Caris Life Sciences®, Covidien-Inreventional Lung Solutions, Genetech y GTx®. Lea el capítulo "Nuestros generosos patrocinadores" que se encuentra en la parte posterior, para obtener más información sobre productos y servicios que benefician a la comunidad del cáncer de pulmón.

Si usted o su compañía desea obtener información sobre cómo apoyar ediciones futuras, por favor póngase en contacto con Samantha Cummis: sam@lungcancerfoundation.org.

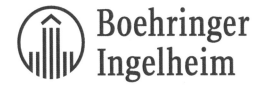
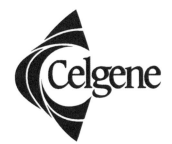
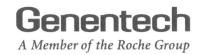

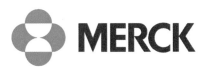
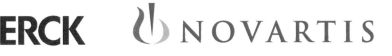

Estimados pacientes:

He estado en la Fundación Bonnie J. Addario del Cáncer de Pulmón (Bonnie J. Addario Lung Cancer Foundation: ALCF) desde su inicio en 2006, y es un honor para mí ayudarlos a guiar a los pacientes a los mejores resultados posibles.

Si usted tiene esta guía en sus manos, o la está leyendo en línea, ha dado el primer mejor paso para conectarse con los médicos más experimentados de todo el mundo, y con una fundación que brinda la información que usted necesita para su travesía por el cáncer.

Uno de los recursos más importantes que proporciona la ALCF es la Sala de Apoyo. El tercer martes de cada mes, usted puede sintonizar la dirección lungcancerlivingroom.org para conocer a otros pacientes que se encuentran exactamente donde usted está, o años adelante y VIVIENDO con cáncer de pulmón—pacientes de todo el mundo. He hablado muchas veces en la Sala de Apoyo en el transcurso de los años, soy un coautor de esta guía, y formo parte de un equipo de líderes en cáncer de pulmón que apoyan a esta fundación y a sus pacientes. La ALCF es un apoyo para muchos de los pacientes que atiendo, y todos estamos aquí para ayudarle a usted y a su familia en todo lo que podamos.

Es importante saber que hay muchos, muchos tipos de cáncer de pulmón. Es complejo. La manera en que abordamos hoy el cáncer de pulmón, a diferencia de hace 10 años, es por medio de medicina personalizada y cuidado individualizado, porque cada uno de ustedes es diferente.

El ritmo de avance y el aprendizaje de cosas nuevas en cáncer de pulmón nunca han sido más rápidos que hoy. El cáncer de pulmón es cada vez más un emblema para todos los otros cánceres en los cuales podemos tomar la información proveniente del laboratorio, y traducirla en cómo atendemos a los pacientes. Todos necesitamos tener puesto nuestro calzado para correr para mantenernos al corriente. En la actualidad, cuando algo se encuentra en el laboratorio, tarda menos de un año en llegar a la clínica y directo al paciente.

Desde el principio, la obtención de información debe formar parte de su travesía por el cáncer de pulmón. La mayoría de los pacientes que atiendo están informados antes de acudir a verme. A veces obtienen mala información, pero en general saben mucho. Hacer que los pacientes informados tomen decisiones junto con sus médicos, como una asociación, es un método muy positivo tanto para pacientes como para médicos. Es importante que usted sepa que a menudo, hay opciones, no siempre respuestas correctas o incorrectas.

Usted es un paciente que ahora tiene en sus manos un recurso que es su mejor primer paso hacia la comprensión del cáncer de pulmón y la vida con el mismo. En este libro, y por medio de la Sala de Apoyo de cáncer de pulmón usted recibirá educación, información y, lo que es más importante... encontrará respuestas, instrucciones, opciones y ESPERANZA.

Lo que queremos que todos nuestros pacientes hagan es vivir su vida plenamente cada día.

Atentamente,

David R. Gandara, MD
Profesor de medicina en la Universidad de California, Escuela de Medicina Davis, y
Director asociado de investigación clínica, y Director de oncología torácica
Centro Oncológico Integral UC Davis (UC Davis Comprehensive Cancer Center)

26 preguntas que puede hacer a su médico:

1. ¿Qué tipo de cáncer de pulmón tengo?

2. ¿De qué modo el tipo de cáncer que tengo afecta mis opciones de tratamiento?

3. ¿En qué estadio se encuentra mi cáncer?

4. ¿Cómo afecta eso mis opciones de tratamiento?

5. ¿Mi tejido de biopsia se ha enviado para pruebas genómicas/moleculares?

6. ¿Cuál es la diferencia entre secuenciación específica para pulmón (EGFR [receptor del factor de crecimiento epidérmico], EML4-ALK, ROS1) y secuenciación de última generación?

7. ¿Para qué prueba se envió mi tejido, y cómo se decide eso?

8. Si la prueba resulta positiva, ¿cuáles son mis opciones de tratamiento?

9. Si la prueba resulta negativa, ¿cuáles son mis opciones de tratamiento?

10. ¿Cómo puedo obtener más información acerca de mis opciones de tratamiento? Esto es: quimioterapia, cirugía y radioterapia

11. Si mi seguro médico no cubre el mejor tratamiento para mí, ¿qué recursos están disponibles para ayudar con el acceso/pago?

12. ¿Hay algún ensayo clínico que deba considerar?

13. ¿Qué centros oncológicos o universidades se están especializando en mi tipo de cáncer?

14. ¿Puedo obtener una segunda opinión en uno de estos centros, y seguir siendo tratado localmente aquí por ustedes?

15. ¿Cuánto tiempo estaré en tratamiento antes de saber si está funcionando?

16. ¿Con qué periodicidad se me practicarán estudios de seguimiento?

17. ¿Cuándo debemos repetir la biopsia, y cómo saber si la biopsia líquida es una opción para mí?

18. ¿Cuáles son los efectos secundarios de mi tratamiento?

19. ¿Cómo se manejan estos efectos secundarios?

20. Quiero tener hijos en el futuro. ¿Debo considerar preservación de la fecundidad antes del inicio del tratamiento?

21. ¿Mi tratamiento afectará mi rutina diaria?

22. ¿Puedo seguir trabajando durante el tratamiento?

23. ¿Puedo viajar durante el tratamiento?

24. ¿Necesitaré oxígeno durante vuelos en avión, o si voy a viajar a grandes altitudes?

25. ¿Qué recursos se proporcionan para personas que tienen cáncer de pulmón?

26. ¿Quién es mi persona de contacto aquí para hacerle cualquier pregunta que pueda tener?

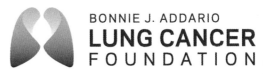

BONNIE J. ADDARIO
LUNG CANCER
F O U N D A T I O N

PARA TODOS LOS QUE HAN SIDO AFECTADOS POR EL CÁNCER DE PULMÓN

Se me diagnosticó cáncer de pulmón a los 56 años de edad. Era una esposa, madre, abuela, mujer de negocios, y una de millones de estadounidenses con diagnóstico de cáncer de pulmón. Frente a una tasa de supervivencia[1] de 16% y después de una cirugía de 14 horas de duración y tratamientos de radioterapia y quimioterapia que invadieron mi mundo anteriormente predecible, me convertí en una sobreviviente del cáncer de pulmón con un *nuevo* propósito en la vida.

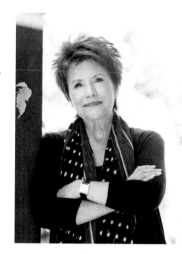

A pesar de haber perdido a tres familiares por cáncer de pulmón, cuando el médico me dijo "usted tiene cáncer", me di cuenta de que sabía muy poco sobre esta enfermedad. Así que empecé a buscar información. Me sorprendió darme cuenta de lo difícil que era encontrar información confiable con respecto al cáncer de pulmón, las opciones de tratamiento y consejos sobre cómo vivir con cáncer. Todo mundo decía que "el cáncer es un viaje" pero nadie podía proporcionarme un mapa. Estaba perdida y apenas me habían diagnosticado.

En el 2006 se fundó la ALCF para dar fuerzas a todas aquellas personas que fueron diagnosticadas con cáncer de pulmón, a través de programas educativos, y para financiar investigaciones innovadoras que tengan un impacto directo en los pacientes *hoy*. Nuestros innovadores programas educativos para pacientes están diseñados y dirigidos por expertos en cáncer de pulmón, con el propósito de apoyarlos a usted y su familia a lo largo del proceso de diagnóstico. Apoyamos proyectos prometedores de investigación a través de programas de subsidios y con la creación del Addario Lung Cancer Medical Institute (ALCMI). Hasta la fecha, hemos recaudado más de $30 millones de dólares, y dedicado alrededor de 90% a proyectos de investigación innovadores, programas de educación de pacientes, y concientización sobre el cáncer de pulmón.

La **3ra edición de esta guía** es la culminación de años de investigación, conversaciones con expertos en cáncer de pulmón y con pacientes que lo padecen, y mi experiencia personal. Ha sido diseñada para ser un recurso a lo largo de su viaje a través del cáncer, ya sea que su diagnóstico sea reciente, que haya sufrido una recaída o que un ser querido actualmente padezca de cáncer de pulmón. Encontrará preguntas que puede hacer a su médico, explicaciones detalladas a opciones de tratamiento complejas y tendrá acceso a recursos adicionales dentro de la comunidad del cáncer.

La investigación del cáncer de pulmón está avanzando rápidamente. En tan solo los últimos dos años, hemos visto nuevos medicamentos en el mercado, muchos ensayos clínicos comenzaron en todo el país, hay avances en las pruebas moleculares y un mejor manejo de los efectos secundarios. Todo esto es necesario para mejorar los índices de supervivencia del cáncer de pulmón. Con este fin, tenemos el compromiso de mantener esta guía actualizada con la información más reciente disponible.

Espero con todas mis fuerzas que esta guía le sea de ayuda a lo largo de su viaje por el cáncer y que podamos tener un impacto positivo en su vida. Si pudiéramos dejarle un solo mensaje, este sería que usted no está solo. Visite nuestra página web, únase a uno de nuestros grupos de apoyo o recaudación de fondos o simplemente llámenos, estamos aquí para ayudarle a través de su viaje.

Con cariño,

Bonnie J. Addario, Sobreviviente del Cáncer de Pulmón
Fundadora de la Fundación Bonnie J. Addario del Cáncer de Pulmón (Bonnie J. Addario Lung Cancer Foundation)
y del Instituto Médico del Cáncer de Pulmón Addario (Addario Lung Cancer Medical Institute [ALCMI])

"El recurso más completo
y accesible disponible para los
pacientes con cáncer de pulmón".
—Arlene, sobreviviente

*Esta guía está dedicada
a todos los pacientes con cáncer de pulmón
y sus familias y amigos.*

Conforme se haga pública más información vital, se lanzarán nuevas ediciones impresas de esta guía y se pondrán a disposición actualizaciones del documento electrónico (en PDF) en nuestra página web y por medio de nuestra aplicación para positivos móviles. *Visite nuestro sitio web (www.lungcancerfoundation.org) o Amazon.com para asegurarse de que tenga la edición más actualizada.*

ÍNDICE

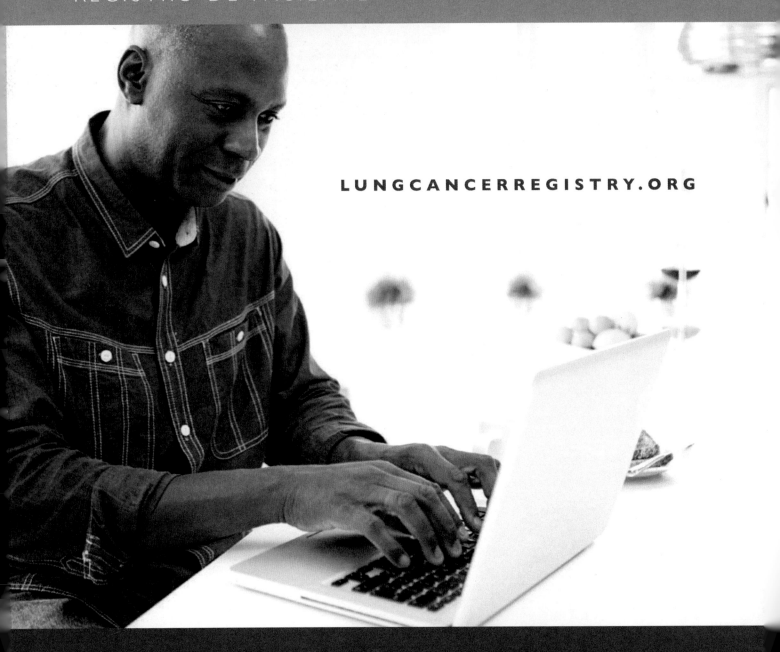

LUNGCANCERREGISTRY.ORG

El Registro de Cáncer de Pulmón (Lung Cancer Registry) se creó para CUALQUIER PERSONA a quien se haya diagnosticado con cáncer de pulmón, para ayudar a los investigadores a entender mejor la enfermedad y desarrollar mejores tratamientos.

Anualmente, se diagnostica alguna forma de cáncer de pulmón en más de 1.8 millones de personas en el mundo. Y, aunque ha habido progreso en las opciones de tratamiento, este es insuficiente. Como un miembro del Registro de Cáncer de Pulmón, usted se convierte en parte de un esfuerzo mundial por entender mejor la enfermedad, y su historial es una herramienta importante en el desarrollo de nuevas terapias.

El Registro permite a los pacientes ser parte de la solución. La recolección de datos puede llevar a gran investigación, y eso es importante.

Cuando los investigadores estudian grandes cantidades de datos sobre salud provenientes de usted y de miles de otras personas que están viviendo con cáncer de pulmón, ellos pueden ver patrones. Esos patrones podrían llevar a mejor entendimiento, mejores técnicas diagnósticas y tratamientos—y finalmente a mejores resultados.

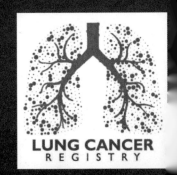

LUNG CANCER
REGISTRY

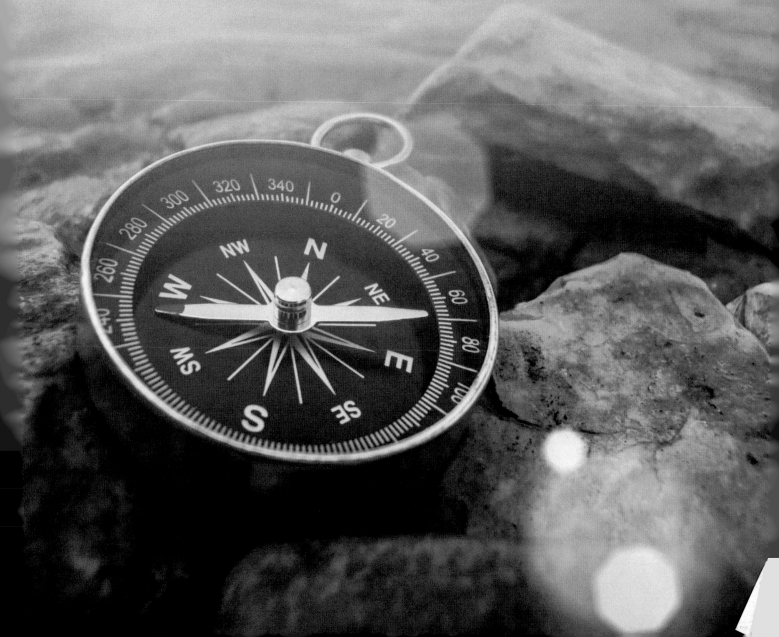

GENERALIDADES DE LA ENFERMEDAD

Tan pronto como se me diagnosticó cáncer de pulmón, en el centro oncológico donde me atienden me dieron información respecto a la Fundación Bonnie J. Addario del Cáncer de Pulmón, y el Manual para la Educación del Paciente. A medida que el proceso de diagnóstico continuó para averiguar el tipo, el estadio y la mutación genómica, yo consultaría el manual a lo largo de mis citas y procedimientos.

Obtuve esperanza después de conocer a varios sobrevivientes de cáncer de pulmón en estadio IV, y de hablar con Bonnie en la Pancake Walk de la Conferencia Mundial sobre el Cáncer de Pulmón. Dio la casualidad de que el evento tuvo lugar en Denver, en un lugar al que podía llegar manejando, justo semanas después de mi diagnóstico de cáncer de pulmón. Enmarqué fotos de ese día. El verlas, trae de regreso ese sentimiento inicial de esperanza.

—Lisa Moran, sobreviviente

GENERALIDADES DE LA ENFERMEDAD

Después de recibir el diagnóstico de cáncer de pulmón, es normal que se sienta asustado y solo. Queremos ayudarle a entender su enfermedad, lo que puede hacer para cuidarse y lo que nosotros podemos hacer para apoyarlo. Esta guía le ayudará a saber qué esperar durante este proceso. Sabemos que es fundamental tener información cuando la necesita; sin embargo, esta guía no reemplaza las interacciones con su equipo de atención médica.

¿Qué es el cáncer de pulmón?

En un cuerpo saludable, las células normales crecen, maduran y con el tiempo mueren y son reemplazadas por otras células saludables. Ocasionalmente, las células anormales en el cuerpo comienzan a desarrollarse y a crecer. Si su cuerpo reconoce estas células como "anormales", los mecanismos de defensa pueden entrar en acción y destruir estas células anormales tal como las células blancas destruyen las bacterias. En el caso del cáncer, su cuerpo considera que estas células anormales son parte de su organismo y por lo tanto no las ataca. Como consecuencia, estas células crecen sin control.

El *ADN*, que significa ácido desoxirribonucleico, es la molécula de cada célula que controla cómo crece y qué funciones tiene dicha célula. En una célula cancerosa, el ADN está dañado y se reproduce creando otras células anormales. En la mayoría de los tipos de cáncer, estas células anormales comienzan a aglutinarse y forman *tumores*. Los tumores usualmente se clasifican en *benignos* (no cancerígenos) o *malignos* (cancerígenos).

Cuando hablamos sobre el cáncer pulmonar, nos referimos a este crecimiento maligno, fuera de control, que comienza en el tejido pulmonar. Conforme las células cancerosas crecen y se multiplican, las células normales del pulmón son reemplazadas por las células malignas.

Las células cancerosas pueden desarrollarse en cualquier parte del cuerpo y después propagarse a otras partes del cuerpo a través de los sistemas sanguíneo y linfático. Cuando esto sucede, se dice que el cáncer ha metastatizado y los tumores resultantes se llaman tumores metastásicos o metástasis. El cáncer de pulmón que inicia en los pulmones se llama *cáncer de pulmón primario*; si el cáncer inició en otra parte del cuerpo y metastatizó a los pulmones, se llama *cáncer de pulmón secundario*.

El *sistema linfático* es similar al sistema sanguíneo del cuerpo. Este es responsable de llevar nutrientes a las células y de retirar sus desechos. Los *ganglios linfáticos* son elementos especiales del sistema linfático que se encargan de filtrar los desechos del líquido que pasa a través de ellos. Cuando se acumula material de desecho en los ganglios linfáticos, estos se inflaman y se vuelven dolorosos. Estos ganglios linfáticos se encuentran en diferentes partes de su cuerpo. Es por esto que los médicos y enfermeras palparán alrededor de su cuello, axilas, ingles, ente otras áreas. Lo que buscan son estos ganglios inflamados.

¿Qué causa el cáncer de pulmón?

El cáncer de pulmón primario es causado por el crecimiento descontrolado de células que no mueren como en el patrón celular normal. No siempre se conoce la causa del cáncer pulmonar.

Los *carcinógenos* son todas aquellas cosas que pueden causar cáncer. Las células normales del pulmón pueden ser afectadas por carcinógenos presentes en el medio ambiente, por factores genéticos o por una combinación de estos elementos. La exposición a los carcinógenos puede formar moléculas en el cuerpo llamadas *radicales libres*, los cuales pueden dañar células y alterar su ADN. Este daño podría causar cáncer.

Los factores ambientales incluyen fumar, el tabaquismo pasivo, el gas de radón, los contaminantes del aire, el asbesto, los metales pesados y la exposición crónica al polvo. Los factores genéticos pueden incluir una mutación hereditaria (transmitida de un padre a un hijo) o una mutación genómica. Una *mutación genómica* es el daño de un gen que aumenta la posibilidad de desarrollar algún tipo de cáncer particular.

¿Cuáles son los signos y síntomas del cáncer pulmonar?

Es importante reconocer los signos y síntomas del cáncer pulmonar para poder tener un diagnóstico más confiable. Un signo es algo que alguien más puede ver; por ejemplo, el sarpullido es un signo clínico. Un síntoma es algo que no puede ser observado por alguien más y que debe ser descrito por la persona; por ejemplo, un dolor de cabeza es un síntoma. En las etapas tempranas de la enfermedad, el cáncer pulmonar podría no producir signos ni síntomas. Sin embargo, al progresar la enfermedad, pueden desarrollarse ciertos signos y síntomas clave. Los posibles signos y síntomas del cáncer pulmonar pueden incluir:

- Una tos que pareciera no estar relacionada a una enfermedad específica, un cambio en una tos crónica o una tos que no desaparece
- Falta de aire, en particular si no se relaciona con alguna actividad física o si la falta de aire parece peor de lo que debería ser para la cantidad de actividad física realizada ("camino hasta la esquina y me tengo que sentar para recuperar el aliento antes de poder volver a caminar")
- Nuevas sibilancias que no se relacionan con una enfermedad específica ("cuando respiro, suena como si estuviera silbando")
- Toser sangre (*hemoptisis*)
- Dolor en el pecho
- Una voz ronca o cambios marcados en la voz
- Fatiga crónica ("parece que no descanso lo suficiente; siempre me siento cansado")
- Pérdida de peso sin causa aparente
- Dolores de cabeza
- Ganglios dolorosos en el cuello, axilas o ingles causado por la inflamación de los ganglios linfáticos a medida que se esparce el cáncer a través del sistema linfático.

Todos estos signos y síntomas pueden ser causados por otras enfermedades o condiciones y podrían no indicar un diagnóstico de cáncer pulmonar. Sin embargo, cuando existen varios de estos síntomas, especialmente si no mejoran en un breve período de tiempo, deberá visitar a su proveedor de atención médica para su diagnóstico y tratamiento.

¿Qué debo preguntarle a mi proveedor de atención médica?

Entendemos que son momentos de miedo para usted y su familia, pero queremos que sepa que estamos aquí para ayudarle.

Antes de su primera cita con su médico, y en cada cita después de esa, esté preparado con una lista escrita de preguntas. Entre cita y cita, tenga cerca de usted una libreta y una pluma; así estará siempre listo para anotar cualquier pregunta que le venga a la mente. En cada cita, haga todas las preguntas que tenga y solicite que su proveedor de atención médica le aclare cualquier respuesta que no haya entendido. Anote la respuesta de todas las preguntas. Lea las respuestas a su proveedor de atención médica para asegurarse de que haya escrito la información correctamente. De ser posible, vaya a cada una de las consultas acompañado de una amistad o de su pareja. Dos pares de oídos y dos cerebros son mejores para escuchar y recordar toda la información. Si su proveedor de atención médica está de acuerdo, podría ser de utilidad llevar una grabadora de audio a la cita para grabar la conversación.

> A lo largo de esta guía, encontrará sugerencias de preguntas o puntos que puede dialogar con su equipo de atención médica en recuadros como este.

¿Existen diferentes tipos de cáncer pulmonar?

Se han identificado cinco tipos de cáncer pulmonar: carcinoma pulmonar de células no pequeñas (CPCNP), carcinoma pulmonar de células pequeñas (CPCP), mesotelioma, carcinoide y sarcoma. El CPCNP y el CPCP representan aproximadamente el 96% de todos los carcinomas pulmonares. Estos dos tipos de cáncer se identifican por el tamaño anormal de las células y por la manera en la que el cáncer se esparce en el cuerpo.

Los tratamientos para estos dos tipos de carcinoma son diferentes por lo que es fundamental que se identifiquen adecuadamente.

Carcinoma pulmonar de células no pequeñas (CPCNP)

El CPCNP representa alrededor del 85 al 90% de todos los carcinomas pulmonares[2] y se puede clasificar en:

- *Adenocarcinoma*
- *Epidermoide o carcinoma de células escamosas*
- *Tumor de Pancoast o del vértice superior*
- *Carcinoma indiferenciado de células grandes*

Adenocarcinoma: el adenocarcinoma es el tipo más común de cáncer de pulmón, siendo el 40% de todos los casos.[2] Usualmente, este tipo de cáncer inicia su crecimiento en el tejido de la superficie externa del pulmón. El tumor de un adenocarcinoma pulmonar está compuesto por células que se agrupan en pequeñas masas. Estos tumores varían en tamaño y velocidad de crecimiento.

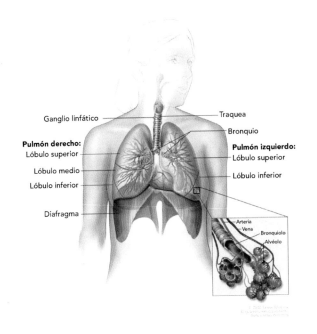

El carcinoma bronquioloalveolar, o CBA, es un tipo de adenocarcinoma que usualmente se considera resistente, o que no se puede matar con quimioterapia. El CBA representa alrededor del 2 al 6% de todos los cánceres de pulmón y frecuentemente se encuentra en mujeres que nunca han fumado.[3]

A menudo, las personas de origen asiático se ven más afectadas que otros grupos étnicos. La cirugía parece ser el único tratamiento que puede curar el CBA. Si usted tiene un tumor de CBA, la tasa de supervivencia a largo plazo puede ser mayor que en el caso de otros casos de CPCNP.

Carcinoma epidermoide o de células escamosas: el carcinoma epidermoide o de células escamosas es el segundo tipo más común de cáncer de pulmón, y causa alrededor de 25 a 30% de los casos.[2] Por lo general, este cáncer empieza a crecer en uno de los *bronquios* grandes del pulmón; los bronquios son los tubos respiratorios grandes que conectan la *tráquea* con los pulmones. Los carcinomas de células escamosas tienden a crecer más lentamente que otros tipos de cánceres de pulmón.

Tumor de Pancoast: al tumor de Pancoast también se le llama a menudo tumor del vértice superior o tumor del surco superior o del surco pulmonar. Usualmente, este tipo de carcinoma pulmonar se encuentra en la parte superior del pulmón y tiene la tendencia de expandirse a las costillas y los huesos de la columna vertebral. Debido a que el tumor de Pancoast crece en la parte superior de los pulmones, se encuentra muy cerca de los nervios y de la columna vertebral, por lo que la resección quirúrgica de estos tumores suele ser sumamente difícil. Los tumores de Pancoast constituyen menos del 5% de los cánceres de pulmón primarios.[2]

Carcinoma indiferenciado de células grandes: al carcinoma indiferenciado de células grandes se le llama de esta manera ya que no se puede identificar como alguno de los otros tipos de CPCNP. Este tipo de cáncer pulmonar es responsable de alrededor del 10 al 15% de todos los casos y se puede encontrar en cualquier parte del pulmón.[2] El carcinoma indiferenciado de células grandes se considera agresivo ya que suele crecer y expandirse rápidamente.

Carcinoma pulmonar de células pequeñas (CPCP)

El CPCP representa alrededor de 10 a 15% de los cánceres de pulmón.[2] Estos cánceres de pulmón típicamente crecen con rapidez y son formas agresivas de cáncer de pulmón. El CPCP puede definirse más como carcinoma de células pequeñas (cáncer de células en avena) o carcinoma de células pequeñas combinado. Además, el CPCP usualmente se describe como limitado o extendido.

El CPCP también puede generar *síndromes paraneoplásicos*. Un síndrome paraneoplásico es un conjunto de síntomas que aparecen como resultado de cáncer, pero que no se relacionan directamente con las células cancerosas. Usualmente estos síntomas son causados por las hormonas y otras proteínas especializadas que produce el CPCP y que generan una respuesta inflamatoria en el cuerpo. El sistema inmunológico del cuerpo reacciona a dichas sustancias y puede iniciar un ataque a las células del sistema nervioso causando problemas en dicho sistema.

Mesotelioma pulmonar

El mesotelioma pulmonar maligno es diagnosticado en 2,000 a 3,000 personas en los Estado Unidos cada año.[4] El *mesotelio* es una membrana que recubre los órganos internos y cavidades del cuerpo. Esta forma rara de cáncer se encuentra usualmente en la *pleura*, o membrana externa, de los pulmones y en la membrana interna de la pared torácica, por lo que se conoce como "mesotelioma pulmonar". El mesotelioma pleural es responsable de alrededor del 70% de todos los casos de mesotelioma.[5] Para obtener más información sobre esta enfermedad, visite la página web del National Cancer Institute en http://www.cancer.gov/cancertopics/pdq/treatment/malignantmesothelioma/patient.

Carcinoide

Los tumores carcinoides del pulmón son extremadamente raros. Representan alrededor del 1% de todos los casos de carcinoma pulmonar.[6] Los tumores carcinoides crecen lentamente sobre la membrana que recubre los pulmones. Debido a que los tumores carcinoides están compuestos de células endocrinas y secretan hormonas, usualmente se consideran tumores endocrinos. Estos tumores carcinoides de lento crecimiento usualmente se tratan con radioterapia, cirugía, quimioterapia o inmunoterapia.

Las personas con ciertas alteraciones genéticas (neoplasia endocrina múltiple tipo 1 y neurofibromatosis tipo 1) pueden correr mayor riesgo de desarrollar tumores carcinoides.

Sarcoma

El sarcoma es otro tipo de cáncer raro que representa alrededor del 1% de todos los carcinomas pulmonares. Usualmente, el sarcoma se encuentra en los huesos o en algunos tejidos blandos. El sarcoma es diferente a los otros tumores por las células en las que crece. Para obtener más información sobre los sarcomas, visite la página web de la Sarcoma Foundation of America en http://www.curesarcoma.org/index.php/patient_resources/.[7]

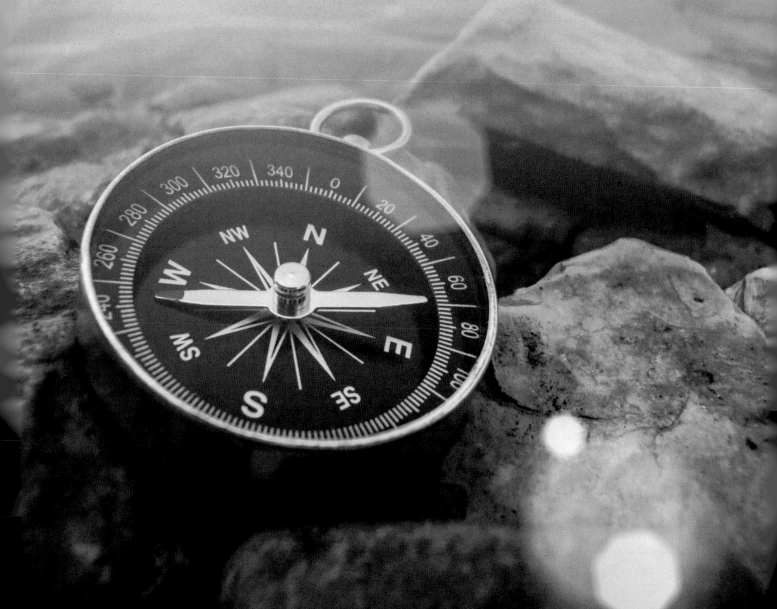

PROCESO DE DIAGNÓSTICO

Este manual es una guía invaluable para el mundo del cáncer de pulmón. Crea una sensación de conocimiento y comprensión cuando se trata de la nueva realidad que usted y sus seres queridos están viviendo ahora. Es una guía completa que brinda a usted la seguridad de conocimiento en una situación abrumadora—un excelente lugar para empezar su camino hacia la recuperación y el bienestar. Encuentre definiciones fáciles de comprender, que sientan las bases de comprensión para ayudar a construir un plan que sea más idóneo para usted en esta travesía.

Estas bases son un cálido abrazo cuando usted siente como si estuviera en caída libre. Con la compasión de un santo, la tenacidad de un bulldog, y la fuerza de un ejército, cada miembro del personal está sinceramente aquí para usted, y desea lo mejor para usted y sus seres queridos. Es para mí una bendición contar con los recursos de la Fundación del Cáncer de Pulmón. Son un maravilloso sistema de apoyo, ¡y definitivamente alguien que usted quiere en su equipo!

—Bekah, sobreviviente

PROCESO DE DIAGNÓSTICO

Mi médico encontró una mancha en mi pulmón, ¿cuál es el siguiente paso?

Primero, respire profundo y sepa que esta mancha puede no ser cáncer de pulmón. Puede ser otra cosa como un nódulo benigno (no cancerígeno), una infección o muchas otras cosas. Los siguientes pasos en el proceso le ayudarán a su médico a determinar, o diagnosticar, el problema.

Su médico hablará con usted acerca de qué pruebas se realizarán para determinar si la mancha es un cáncer. Usualmente, su plan incluirá algún tipo de examen radiográfico o rayos X. Es posible que su médico quiera hacer una biopsia de la mancha. Una biopsia comprende tomar una muestra de tejido del área en el pulmón o alrededor del mismo, y examinarla al microscopio.

PRUEBAS RADIOGRÁFICAS

Preguntas que puede hacer a su médico durante el proceso de diagnóstico:

- ¿Qué pruebas necesito hacer para determinar si tengo cáncer pulmonar?
- ¿Debo tomar una actitud pasiva de ver y esperar?
- Si decido ver y esperar, ¿cuánto tiempo debe pasar antes de que usted vuelva a revisar la mancha o nódulo?
- ¿Qué es la vigilancia activa?
- ¿Cuáles son las probabilidades de que la mancha o nódulo sea benigno (no cancerígeno)?
- ¿Necesito exámenes de rayos X?
- ¿Necesito una biopsia?
- ¿Cuánto tiempo tardaré en obtener los resultados de mi biopsia?
- ¿Qué mostrará cada prueba?

Las pruebas radiográficas, o rayos X, que se describen aquí no son dolorosas. El paso más doloroso que experimentará durante estas pruebas será el piquete con aguja que algunas pruebas requieren para inyectar un liquido radioactivo.

Tomografía computarizada (TC): la TC se realiza utilizando una máquina especial de rayos X que proporciona una imagen más detallada de la parte interna de su cuerpo que la que puede proporcionar una radiografía simple de su pecho. La TC es de gran ayuda para encontrar tumores muy pequeños en el pulmón y puede ayudar a determinar si el cáncer se ha extendido a los ganglios linfáticos alrededor de los pulmones. Este examen le ayudará a su médico a determinar el tamaño del tumor y su localización exacta.

Tomografía por emisión de positrones (TEP): una TEP se efectúa con otro aparato muy especializado que gira alrededor de su cuerpo, lo cual genera una imagen tridimensional de su cuerpo, y permite a sus médicos ver las diferencias entre las áreas malignas y las benignas. Antes de realizar una TEP, un miembro de su equipo de atención médica le inyectará en su vena una pequeña cantidad de agua con azúcar e isótopos radioactivos. Un isótopo radioactivo es un átomo que emite radiación que se puede "ver" utilizando equipo radiológico. Conforme el equipo de la TEP gira, se muestran imágenes de dónde se están depositando los isótopos en las células. Los tumores malignos aparecen más brillantes en la imagen debido a que las células cancerosas están más activas y utilizan más de esa mezcla de agua con azúcar que las células normales.

Imagen por Resonancia Magnética (RM): la RM utiliza grandes imanes, campos magnéticos y ondas de radio para crear imágenes claras de diferentes áreas del cuerpo tales como el cerebro, músculos, articulaciones y vasos sanguíneos. Antes de realizar esta prueba, el técnico radiólogo le pedirá que se quite todos los objetos metálicos (como anillos, lentes, brazaletes, etc.) que pudieran ser atraídos por los imanes.

> Si se le diagnostica cáncer de pulmón en estadio IV, pregunte a su médico si es apropiado que se le practique una resonancia magnética del cerebro para verificar si hay metástasis.

Examen oseo: el examen oseo es una prueba específica que se puede utilizar para determinar si el cáncer se ha extendido a los huesos. De nuevo, con este examen, el técnico radiólogo le inyectará en su vena una pequeña cantidad de agua con azúcar e isótopos radioactivos. Este fluido se comienza a acumular en áreas de crecimiento anormal de hueso, donde un escáner de radiación podrá medir los niveles de radiactividad y registrarlos en una radiografía, proporcionando una imagen clara de las áreas que pudieran contener tumores cancerígenos.

PROCEDIMIENTOS DE BIOPSIA

Es posible que quiera dialogar con su médico sobre los procedimientos de biopsia que aquí se enumeran para entender qué procedimientos específicos son necesarios en su caso. Hemos resaltado algunos puntos importantes que puede consultar con su médico para obtener la información necesaria y poder tomar la decisión más inteligente con respecto a su cuidado.

La biopsia por aspiración con aguja fina (BAAF) usualmente es realizada por un radiólogo intervencionista (médico que se especializa en realizar procedimientos que requieren radiología) o por un neumólogo (médico que se especializa en enfermedades pulmonares). En este procedimiento, el médico insertará una aguja a través de la pared torácica hasta llegar al tumor. Las células del tumor son aspiradas hacia la jeringa y posteriormente son examinadas por un patólogo bajo el microscopio. El patólogo es un médico que se especializa en diagnosticar enfermedades examinando tejidos y fluidos corporales. El procedimiento de aspiración por aguja fina se realiza con la ayuda de la TC, fluoroscopia (imágenes de rayos X en vivo con un fluoroscopio) o con RM para poder guiar la aguja a la localización exacta del tumor. Antes de realizar el procedimiento, se aplica anestesia al sitio donde se insertará la aguja para la biopsia con la finalidad de que no duela.

> Es importante obtener suficiente tejido tumoral para realizar pruebas moleculares y de diagnóstico. Pregunte a su médico si una biopsia por aspiración con aguja fina (BAAF) recolectará suficiente tejido para realizar las pruebas moleculares y de diagnóstico.

La biopsia con aguja gruesa usualmente es realizada por un radiólogo intervencionista o un neumólogo. Este procedimiento es similar a la BAAF, pero con este usualmente el médico puede tomar una muestra más grande del tejido. Al utilizar este método, el patólogo tendrá suficiente tejido para determinar el tipo de cáncer de pulmón que es y para realizar las pruebas moleculares. La biopsia por aguja gruesa usualmente se realiza con la ayuda de algún tipo de equipo de rayos

X para poder guiar la aguja a la localización precisa del tumor. Antes de realizar el procedimiento, se aplica anestesia al sitio donde se insertará la aguja para la biopsia con la finalidad de que haya la menor incomodidad posible.

La **broncoscopia tradicional** usualmente es realizada por un neumólogo. En este procedimiento, se introduce un tubo flexible llamado broncoscopio a través de la nariz o la boca hacia la tráquea, bronquios y conductos de gran calibre de los pulmones. La broncoscopia permite a los médicos ver directamente las regiones centrales del pulmón y tomar muestras de tejido para que puedan ser evaluadas por el patólogo. Usualmente se realiza bajo anestesia local con sedación. Su equipo de atención médica puede realizar el procedimiento de manera ambulatoria, así que es posible que no tenga que pasar la noche en el hospital. Es un procedimiento rápido; usualmente una broncoscopia toma menos de una hora. Puede pasar varias horas "recuperándose" del procedimiento. Durante este tiempo, el equipo se asegurará de que despierte y que no tenga ningún problema antes de ser enviado a su hogar con su familia.

La **Broncosopia de Navegación Electromagnética**™, también conocida como ENB™ (Electromagnetic Navigation Bronchoscopy™) es un procedimiento realizado por un neumólogo o por un cirujano torácico. Los procedimientos ENB™ proporcionan un enfoque de mínima invasión para obtener acceso a áreas del pulmón difíciles de alcanzar, y ayudan en el diagnóstico de las enfermedades pulmonares.

Utilizando las imágenes de su tomografía computarizada, el sistema de navegación superDimension™ con tecnología LungGPS™ de Covidien genera un mapa de sus pulmones, algo similar a lo que hace un GPS (Global Positioning System) en un automóvil. Ese mapa guía a su médico por las vías respiratorias de sus pulmones hasta el nódulo. Su médico insertará un broncoscopio a través de su boca o nariz hasta llegar a sus pulmones. Una vez colocado el broncoscopio en su lugar, podrá navegar a través de sus vías respiratorias hasta llegar al nódulo pulmonar. Utilizando pequeños instrumentos, su médico tomará una muestra de su nódulo para realizar análisis. En algunos casos, se pueden colocar pequeños marcadores cerca del nódulo pulmonar que el médico puede utilizar como guía para proporcionar tratamiento o terapia de seguimiento.

> La tecnología LungGPS™ de Covidien que se utiliza en el sistema de navegación superDimension™ es una técnica de vanguardia y probada. Pregunte a su médico si la ENB™ es adecuada para usted. Visite el capítulo "Nuestros generosos patrocinadores" de esta guía para obtener más información sobre la tecnología de Covidien.

La **toracocentesis** usualmente es realizada por un radiólogo intervencionista o un neumólogo. Si alguno de los procedimientos con rayos X muestran la presencia de líquido en la cavidad torácica fuera de los pulmones, su médico puede insertar una aguja a través del espacio entre sus costillas para tomar una muestra de este líquido. Si tiene problemas para respirar debido a la cantidad de líquido en su pecho, el médico puede retirar una mayor cantidad para ayudarle a respirar mejor. El patólogo examinará el líquido retirado de su cavidad torácica.

La **biopsia de ganglio linfático** usualmente es realizada por un radiólogo intervencionista o un neumólogo. Una biopsia de ganglios linfáticos se realiza después del diagnóstico inicial de cáncer de pulmón para ver si el cáncer se ha propagado desde el pulmón a los ganglios linfáticos. La biopsia de ganglio linfático es un paso importante para determinar el estadio del carcinoma pulmonar. Este procedimiento se puede realizar de una de estas tres formas: insertando una aguja directamente en el ganglio linfático, a través de una broncoscopia o mediastinoscopia, o a través de la eliminación completa del ganglio linfático quirúrgicamente. Cualquiera de estos métodos usualmente se realizará de manera ambulatoria con anestesia local. El tipo de anestesia y recuperación variarán según el tipo de procedimiento.

La **mediastinoscopia** es realizada por un cirujano general o torácico. Para este procedimiento, usted acudirá a la sala de operaciones en donde se le dará anestesia general para mantenerlo dormido durante el procedimiento. Su cirujano colocará un tubo llamado mediastinoscopio a través de una pequeña incisión en su cuello.

Con la broncoscopia, el cirujano tiene la capacidad de observar dentro de sus pulmones. Durante la mediastinoscopia, el cirujano podrá observar el mediastino (el área entre sus pulmones y la parte anterior). Durante este procedimiento, el cirujano puede tomar una biopsia de cualquier tumoración o ganglio linfático que haya observado fuera de los pulmones. La mediastinoscopia se puede realizar al mismo tiempo que la broncoscopia. De ser así, ambos procedimientos tomarán menos de dos horas. Si no se van a realizar otros procedimientos, la mediastinoscopia usualmente toma alrededor de 45 minutos y puede hacerse de manera ambulatoria.

La **cirugía toracoscópica asistida por video (VATS, por sus siglas en inglés)** es realizada por un cirujano torácico. Para el procedimiento VATS, usted acudirá a la sala de operaciones en donde se le dará anestesia general para mantenerlo dormido durante el procedimiento. Se coloca un toracoscopio en el pecho a través de una incisión que se realiza en la pared torácica. El toracoscopio es un tubo flexible que tiene una cámara en uno de sus extremos que le permite al médico observar dentro de su tórax. De esta manera, su cirujano puede observar la superficie de su pulmón y la pared torácica. Su médico puede utilizar la técnica VATS para retirar algunos tumores cancerígenos del pulmón. Este procedimiento es menos invasivo que una toracotomía y tiene un período de recuperación más corto.

La **toracotomía** es realizada por un cirujano torácico. La toracotomía es similar al procedimiento VATS. Sin embargo, en lugar de insertar una cámara a través de una pequeña incisión, su cirujano realizará una incisión más grande en su tórax para poder observar los pulmones directamente. En una toracotomía, se pueden retirar tumores, tejido pulmonar o ganglios linfáticos. Este procedimiento se realiza bajo anestesia general y probablemente tenga que permanecer en el hospital durante 3 a 5 días. Su cirujano puede elegir realizar el procedimiento VATS en lugar de una toracotomía.

¿Qué van a hacer con mi biopsia y qué datos le permite obtener a mi médico?

Una vez que el médico haga la biopsia, enviará el tejido a un laboratorio donde un patólogo realizará cortes muy pequeños para observar bajo el microscopio. Cada tipo de célula se ve muy diferente bajo el microscopio, así que el patólogo podrá determinar el tipo de tumor que es y si es benigno o maligno (canceroso o no canceroso).

Si la pieza de tejido de la biopsia es lo suficientemente grande, es posible que el patólogo también pueda clasificar o asignarle un "grado" al tumor. Cuando el patólogo clasifica el tumor, en realidad compara las células tumorales con células normales. La clasificación del tumor describe qué tan parecidas son las células del tejido de la biopsia a las células normales del pulmón. La clasificación de los tumores varía entre los diferentes tipos de cáncer, pero usualmente, entre más bajo sea el grado mejor es. Con base en lo que puede observar al microscopio, el patólogo también determinará la rapidez con la cual el tumor puede crecer y propagarse.

Cuando el patólogo clasifique su tumor, también enviará su tejido para hacerle pruebas moleculares. Dado que se sabe que diferentes tipos de cáncer de pulmón son causados por mutaciones nuevas o adquiridas que tienen diferentes formas genómicas, es posible usar *pruebas moleculares* para identificar la conformación genómica específica del tumor. Saber cuál es la forma genética específica de su tumor puede ayudar al equipo que le atiende a crear un plan de tratamiento que sea específico para su tumor.

En las biopsias que sean lo suficientemente grandes, el patólogo también observará el tejido pulmonar circundante al tumor para ver si existen células cancerosas fuera del tumor y en el tejido pulmonar normal. El patólogo prepara un reporte de patología que incluye todos los datos, y lo envía al resto de su equipo de atención médica.

Su equipo de atención médica usará el grado de tumor y otros datos para empezar a desarrollar un plan de tratamiento diseñado específicamente para usted. Su médico le ayudará a entender exactamente qué significa el grado de su tumor, y de qué manera conocer el grado ayudará a guiar su tratamiento.

¿Por qué el médico necesita repetir la biopsia?

Cuando usted es diagnosticado inicialmente, la primera prioridad del patólogo es usar su tejido de biopsia para determinar cuál tipo específico de cáncer de pulmón tiene usted. Esto a menudo requiere observar múltiples cortes del tejido tumoral, y aplicar tinciones especiales al tejido para ayudar al diagnóstico correcto. El resultado a menudo es que se usa todo el tejido, y no queda tejido para las pruebas genómicas. Esto sucede con 30 a 50% de las biopsias de cáncer de pulmón, en especial cuando son biopsias por aguja más pequeña (1–3).

La razón más común para repetir las pruebas genómicas es que la genotipificación de la muestra de tejido inicial solo fue parcial, o fue insuficiente. Lamentablemente, esto sucede casi siempre, y típicamente ocurre cuando usted solo es probado para el receptor del factor de crecimiento epidérmico (EGFR) y quinasa del linfoma anaplásico (ALK), y no se encuentra nada. Esto podría deberse a que se usaron pruebas menos sensibles que la secuenciación de nueva generación NGS para EGFR o ALK, lo cual puede pasar por alto un número importante de mutaciones (4–8). O bien, otra razón común para la genotipificación insuficiente es que las pruebas locales no de NGS para EGFR y ALK disminuye o agota su muestra de tejido, de modo que no pueden hacer pruebas para genes adicionales aun cuando pueden ser susceptibles a la terapia dirigida.

Las células cancerosas evolucionan con el tiempo, especialmente cuando el cáncer ya ha sido tratado. Por ejemplo, el cáncer un año después de su diagnóstico no necesariamente será el mismo cáncer que se observó al microscopio cuando se le diagnosticó por primera vez. La única manera de saber a lo que ha evolucionado potencialmente su cáncer es mediante otra biopsia del tejido y su posterior análisis en busca de cambios.

Afortunadamente, se dispone de "pruebas de biopsia líquida" en las que se usa NGS, de modo que usted puede obtener pruebas genómicas completas con un análisis simple de sangre. Estimamos que uno de estos métodos, Guardant360, tiene probabilidades de encontrar una mutación que impulsa su cáncer en el adenocarcinoma pulmonar en alrededor de 75% de los pacientes. Cuando se le diagnostica inicialmente, casi nunca se encuentra más de una mutación impulsora. Algunas son susceptibles a la terapia dirigida, y muchas no lo son, pero si se encuentra alguna mutación impulsora, es innecesario repetir una biopsia invasiva.

Si su cáncer se ha tratado con una terapia dirigida, pero ha progresado, puede usarse inicialmente una biopsia líquida en lugar de repetir una biopsia invasiva. Los resultados típicamente están disponibles en 10 a 14 días, y si en el análisis de sangre no se detectan las nuevas mutaciones que impulsan su cáncer, su médico tal vez recomiende la repetición de la biopsia de tejido invasiva.

PRUEBAS MOLECULARES

Una de las metas de su tratamiento es el determinar si su tumor responderá a algún fármaco o tratamiento en particular. Históricamente, el cáncer de pulmón se trataba con base solo en el tipo y el estadio, con quimioterapia citotóxica. Citotóxico significa que mata células, y típicamente esta quimioterapia mata células que se dividen rápidamente. La quimioterapia puede ser muy eficaz en algunas personas, pero dado que las células cancerosas no son las únicas células que se dividen rápidamente, a menudo hay efectos secundarios cuando mata células productoras de células sanguíneas, o células del pelo (que también se dividen con rapidez). Estamos conociendo que diferentes tipos de cáncer de pulmón tienen diferentes formas genómicas que se pueden identificar por medio de *pruebas moleculares*. La identificación de la conformación genómica específica del tumor puede permitir a su equipo personalizar su plan de tratamiento para el tumor específico.

> El papel que desempeñan las pruebas moleculares ha crecido en el último año. Pregunte a su médico si existen pruebas moleculares disponibles para su caso. En caso de no ser así, llámenos al 1-650-598-2857 para conocer las opciones de pruebas disponibles para su cáncer de pulmón.

¿Qué son las pruebas moleculares?

Las pruebas moleculares, también llamadas ensayos o perfiles, pueden ayudar a su equipo a identificar *biomarcadores* específicos que se localizan en su tumor. Las moléculas contienen biomarcadores que determinan la manera en la que su cáncer responderá al tratamiento. Un biomarcador (o marcador biológico) es una sustancia muy particular que indica si hay una enfermedad específica presente. Los biomarcadores pueden ser proteínas, genes u otras sustancias biológicas. Se debe realizar una biopsia a fin de obtener una cantidad ideal de tejido de su tumor para la práctica de pruebas. Cuando se obtiene una biopsia del tumor, su oncólogo y su patólogo buscarán ciertos biomarcadores que se han asociado con cáncer de pulmón.

Los resultados de estas pruebas determinarán su 'huella molecular' particular. Así como ninguna huella digital es idéntica, tampoco lo son las huellas moleculares. La información contenida en su huella molecular individual le proporciona a su oncólogo o equipo de médicos los conocimientos necesarios para personalizar su plan de tratamiento para el carcinoma pulmonar. Cada vez que se le realice una biopsia, su médico puede solicitar que se realicen las pruebas moleculares en su tejido.

Cuando el patólogo identifica biomarcadores particulares, esto puede indicar una *mutación genética* y/o *fusión*. Una mutación genética es cualquier cosa que cambia la estructura de un gen. Una fusión genética es un gen que se forma cuando el material genético que proviene de dos genes previamente separados se mezcla o se fusiona uno con otro para formar un nuevo gen que causa cáncer. Estamos conociendo que hay ciertos genes que pueden trabajar para producir cánceres pulmonares o para suprimirlos. Cuando existen cambios en la estructura (o mutaciones) de estos genes, es cuando se puede generar un carcinoma pulmonar.

¿Qué información específica se puede obtener de mis pruebas moleculares y de qué manera determinan mi tratamiento personalizado?

Se pueden realizar diferentes pruebas moleculares según el laboratorio a donde se haya mandado el tejido. Muchos centros oncológicos de importancia en hospitales de enseñanza pueden realizar pruebas moleculares. Sin embargo, en casi todos los laboratorios se probará el ADN de su tumor en tejido o sangre solo para mutaciones de *EGFR* y fusiones de *ALK*, y se omitirán las otras cinco alteraciones genómicas que pueden tratarse con terapias dirigidas en lugar de con quimioterapia. Los siete genes que se recomienda probar en las pautas nacionales se encuentran en un tercio de los pacientes que padecen cáncer de pulmón de células no pequeñas no escamosas. [9,10]

En muchos pacientes, la biopsia de tejido se usa en su totalidad o se agota con pruebas una a la vez para *EGFR* y *ALK*, de modo que no se practican pruebas para los otros cinco genes (*BRAF, MET, ERBB2 (HER2), RET* and *ROS1*). Aun así, 20%, o uno de cada cinco pacientes con adenocarcinoma de pulmón, tiene una de estas otras alteraciones.

31% de los adenocarcinomas de pulmón son susceptibles a la terapia dirigida molecularmente

Blancos genómicos de la NCCN: EGFR, BRAF, MET, ERBB2 (HER2), ALK, ROS1, RET

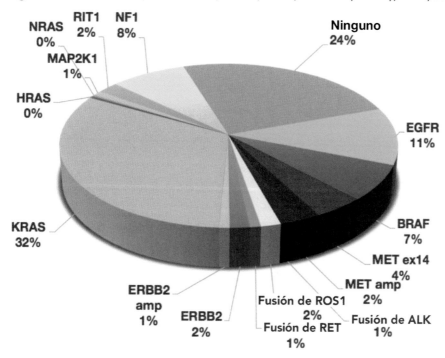

TCGA Nature 2014

Esta es una razón por la cual en las pautas se recomienda que todos insistan en la genotipificación completa de su tumor con tejido o sangre, porque con NGS de tejido o sangre pueden probarse los siete blancos genómicos. [11,12] Todo el tiempo se están desarrollando cada vez más terapias farmacológicas que están dirigidas o pareadas a cánceres con estas mutaciones y con otras mutaciones específicas, de modo que se esperan nuevos estudios clínicos y opciones de tratamiento para pacientes con cáncer de pulmón en quienes se practican pruebas de NGS de su tejido o sangre.

- *EGFR*: El gen *EGFR* produce una proteína llamada receptor del factor de crecimiento epidérmico. En 10% de los pacientes con cáncer de pulmón de células no pequeñas (CPCNP), el gen *EGFR* se encuentra mutado.[8] Cerca del 50% de los cánceres de pulmón que se producen por mutación de *EGFR* suceden en personas que nunca han fumado.[9] Se encuentran mutaciones de *EGFR* en alrededor de 15% de los caucásicos, pero tienen una prevalencia de alrededor de 40% en personas de Asia Oriental. La prevalencia en latinoamericanos y en personas del sur de Asia es intermedia, de alrededor de 22%.[13]

- *KRAS:* El gen *KRAS* está mutado en alrededor de 25% de las personas con CPCNP.[9] Hay tres fármacos que se usan comúnmente para tratar cáncer de pulmón— gefitinib (Iressa™), erlotinib (Tarceva®) y afatinib (Gilotrif®). Los investigadores han encontrado que los tumores con mutación genómica de *EGFR* son sensibles a estos inhibidores del *EGFR*—es decir, estos fármacos pueden lentificar el crecimiento de los tumores dependientes de *EGFR*. Por otro lado, los tumores con la mutación de *KRAS* son resistentes a estos fármacos, los cuales no funcionarán para estos tumores. Las mutaciones de *KRAS* no son susceptibles a la terapia dirigida, de modo que su única opción en presencia de esa mutación es la quimioterapia citotóxica.

- Fusiones de *ALK:* además de alteraciones en los genes *EGFR* o *KRAS*, otra anormalidad llamada una fusión de *ALK* puede ser la alteración genómica que impulsa su cáncer de pulmón. Esta mutación ocurre cuando dos genes (como *EML4* y *ALK*) se fusionan hacia una forma que aumenta la actividad del oncogén *ALK*. La fusión de *EML4-ALK* y otras fusiones de *ALK* se encuentran en cerca de 5% de los pacientes con tumores de pulmón de células no pequeñas, y muestran alta capacidad de respuesta a una terapia dirigida llamada crizotinib.[9] También están presentes en alrededor de 10 a 15% de las personas con cáncer de pulmón de células no pequeñas que nunca han fumado.[9]

- *BRAF:* La cuarta mutación identificada, *BRAF*, ocurre en alrededor de 3% de las personas con cáncer de pulmón.[9] Al igual que *KRAS*, esta mutación parece suceder más a menudo en pacientes que que actualmente fuman o que fumaron en el pasado.

  La mutación de *BRAF* produce una proteína que transmite señales de una célula hacia su interior. En un tumor cancerígeno, esta señal puede causar que las células se dividan y que el cáncer crezca. Alrededor de la mitad de las mutaciones en *BRAF* ahora son susceptibles a la terapia dirigida con un inhibidor de *RAF* que puede bloquear la señal y lentificar la propagación de cáncer.[14]

- *MET:* hay varias alteraciones en el gen *MET* que tienen capacidad de respuesta a la terapia apareada. Estas incluyen mutaciones puntuales, una deleción de una parte del gen conocido como exón 14, o amplificación cuando el tumor es impulsado por copias extra del gen *MET* aun cuando no está mutado. Estos tres tipos de alteraciones no se miden de manera sistemática a menos que se usen pruebas genómicas integrales con tejido o sangre con NGS. Esta es otra de las razones por las cuales recomendamos pruebas de NGS, porque estas tres alteraciones en *MET* pueden mostrar respuesta al tratamiento con crizotinib. Alrededor de 6% de los pacientes con adenocarcinoma de pulmón tiene mutaciones en el gen *MET*, y eso ocurre con frecuencias más altas en fumadores actuales o ex fumadores que en no fumadores.[9,15]

- *ROS1:* las fusiones de *ROS1*, al igual que las fusiones de *ALK*, se forman cuando el gen *ROS1* y un segundo gen se separan de su sitio original y se fusionan uno con otro, con activación resultante del oncogén *ROS1*. Estas alteraciones susceptibles de terapia dirigida ocurren en alrededor de 2% del adenocarcinoma pulmonar [9] y son susceptibles a la terapia dirigida con crizotinib.

- *RET:* también ocurren fusiones de *RET* en alrededor de 1% [9] de los adenocarcinomas de pulmón. Recientemente se ha mostrado que estas son susceptibles a la terapia dirigida con los fármacos para terapia apareada disponibles, y se dispone de interesantes nuevos inhibidores de *RET* en ensayos clínicos.[6]

Consulte el capítulo "terapias dirigidas" para obtener más información sobre el papel de las pruebas moleculares y las decisiones de tratamiento.

Pruebas proteómicas en sangre

Si la secuenciación genética es similar al "guion" de la biología, entonces la proteómica (el estudio de las proteínas) es el video en vivo que captura a la biología en acción. Una de las ventajas de la proteómica es que los subgrupos de los pacientes con cáncer han sido identificados basándose en las firmas proteicas específicas expresadas por las células tumorales o por la respuesta inmunitaria del paciente al tumor. Estas firmas proteicas se pueden detectar en la sangre del paciente (no es necesario tomar una biopsia del tejido) y se pueden utilizar como ayuda al informar el plan de tratamiento del paciente.

Biodesix Inc. es una compañía de diagnóstico molecular que avanza en el desarrollo de pruebas innovadoras en sangre en el área de oncología para poder realizar una medicina de precisión. VeriStrat® es una prueba proteómica en suero disponible comercialmente que se utiliza tanto en el diagnóstico como en el pronóstico cáncer pulmonar de células no pequeñas (NSCLC, por sus siglas en inglés) avanzado. La compañía les ofrece a los médicos pruebas diagnósticas para detección temprana de enfermedades, diagnósticos más precisos, monitoreo de enfermedades y mejor guía terapéutica, lo que puede conducir a mejores resultados en el paciente. **Visite www.biodesix.com**

El futuro de las pruebas moleculares

Otros biomarcadores y mutaciones genéticos que se estudian actualmente podrían ofrecer tratamientos adicionales específicos para el cáncer pulmonar de células no pequeñas.

Las pruebas moleculares aseguran que se utiliza el fármaco correcto, en el paciente correcto, en el momento correcto. Asegúrese de hablar con su oncólogo sobre las pruebas moleculares. Si continúa teniendo preguntas sobre cómo realizarse las pruebas moleculares, llámenos al 1-650-598-2857.

Secuenciación de nueva generación

Las pruebas genómicas o el establecimiento de perfil genómico identifican las alteraciones de ADN subyacentes que están impulsando el crecimiento del tumor. Esta información puede ayudar a los médicos a entender cuáles opciones de tratamiento dirigido están disponibles para un paciente con base en el perfil genómico singular de su tumor.

A menudo se hace referencia a una nueva tecnología denominada secuenciación de nueva generación (NGS) cuando se habla de pruebas moleculares o genómicas para el cáncer de pulmón. La NGS es una herramienta para secuenciar grandes cantidades de ADN con exactitud en un período breve, pero puede aplicarse de muchas maneras.

Las pruebas genómicas estándar solo examinan un gen relacionado con cáncer o un conjunto limitado de genes relacionados con cáncer, y no proporcionan un panorama completo. Algunas pruebas pueden utilizar la NGS en busca de unos cuantos tipos de alteraciones en regiones predeterminadas dentro de los genes donde dichas alteraciones ocurren más comúnmente. Sin embargo, los tumores a menudo contienen múltiples alteraciones que pasarían inadvertidas con estas pruebas genómicas de rango más estrecho y enfocado, lo que limitaría opciones de tratamiento potenciales.

De hecho, en las pautas nacionales para cáncer de pulmón de células no pequeñas se recomiendan pruebas de NGS completas, de modo que no se pasen por alto alteraciones genómicas en potencia tratables. Por ejemplo, en las pruebas de "punto caliente" (hotspot) para las mutaciones más comunes en el gen *EGFR* aún pasaría inadvertido 1/6 de las mutaciones de *EGFR* que ocurren.[5]

En una prueba de establecimiento de perfil genómico completo se utiliza la NGS para observar todos los genes relacionados con el cáncer en una sola muestra de tejido tumoral y es capaz de detectar todos los tipos de alteraciones. Con este enfoque, se proporciona la información que su médico necesita en una sola prueba para así ayudarle a personalizar su tratamiento utilizando terapias dirigidas. Usted y su médico pueden utilizar estos resultados del perfil genómico exhaustivo para dialogar sobre las diferentes opciones de tratamiento posibles, incluyendo las terapias dirigidas aprobadas por la FDA o tratamientos enfocados prometedores que se encuentran en desarrollo en ensayos clínicos.

El establecimiento de perfil genómico completo es una herramienta de tratamiento relativamente nueva, y todavía no está cubierta por todas las compañías de seguro médico en Estados Unidos, pero la cobertura puede apelarse caso por caso, y es posible que haya asistencia financiera disponible. Le mantendremos actualizado sobre el establecimiento de perfil genómico completo conforme quede disponible nueva información. Mientras tanto, si desea que se realice un perfil genómico completo en su tumor de cáncer pulmonar, puede encontrar más información al igual que una guía de diálogo para usted y su médico en la página web www.dontguesstestlungcancer.com o llamando a la ALCF al 1-650-598-2857.

Hay tres laboratorios que le recomendamos considerar para establecimiento de perfil genómico completo: Caris Life Sciences, Foundation Medicine y Guardant Health. Caris requiere una biopsia de tejido para la práctica de pruebas, Foundation requiere tejido o una muestra de sangre, y Guardant Health solo requiere una muestra de sangre.

El servicio de perfil de tumor guiado por evidencia de Caris Life Sciences, denominado Caris Molecular Intelligence™, proporciona a los oncólogos las opciones de tratamiento de mayor capacidad clínica disponibles hoy en día para personalizar su atención en relación con su cáncer. Al utilizar una variedad de tecnologías avanzadas y validadas que evalúan los cambios biológicos relevantes de cada tumor, el servicio Caris Molecular Intelligence correlaciona los datos de biomarcadores generados de un tumor con asociaciones fármaco-biomarcador apoyadas por la evidencia presente en la literatura clínica actual. Para obtener más información acerca de Caris Molecular Intelligence™ visite su sitio web en www.CarisLifeSciences.com.

Foundation Medicine ofrece FoundationOne, una prueba de perfil genómico exhaustivo que ayuda a los médicos a tomar decisiones de tratamiento para sus pacientes con cáncer al identificar los promotores del crecimiento molecular de sus carcinomas y también ayuda a los oncólogo a identificar opciones de tratamiento dirigido relevantes o ensayos clínicos en los que pueden participar. Para obtener más información sobre Foundation Medicine, visite la página web www.foundationmedicine.com. Para obtener más información sobre la prueba Foundation One y para consultar otros recursos que le ayuden a comprender el proceso, visite la página web www.mycancerisunique.com.

Guardant Health, el líder mundial en biopsias líquidas, ofrece una prueba genómica completa llamada Guardant360. Esta biopsia de sangre no invasiva permite detectar todas las alteraciones genómicas que se encuentran en cáncer de pulmón que son importantes para terapias dirigidas. Al requerir solo dos viales de sangre, Guardant360 ayuda a los oncólogos a proporcionar cuidado de cáncer personalizado al hacer coincidir pacientes con terapias aprobadas por la FDA, así como con ensayos clínicos. Para obtener más información acerca de la prueba basada en sangre más validada e integral en el mercado visite www.guardanthealth.com/guardant360

¿Cómo se obtiene el tejido de mi tumor para realizar las pruebas moleculares?

Uno de sus médicos realizará una biopsia para obtener una muestra de tejido de su tumor. El diagnóstico de cáncer siempre empieza con una biopsia de tejido, de modo que un patólogo pueda determinar qué tipo de cáncer tiene usted. Las biopsias se pueden realizar de diferentes maneras. Es sumamente importante obtener una pieza de tumor lo suficientemente grande para poder realizar las pruebas moleculares.
Es posible que la biopsia por aspiración con aguja fina (BAAF) no proporcione la cantidad de tejido suficiente para realizar las pruebas moleculares, así que su oncólogo puede recomendar uno de los siguientes métodos para la biopsia.

- La biopsia con aguja gruesa es realizada por un radiólogo intervencionista.
- La broncoscopia es realizada por un neumólogo.
- La biopsia de ganglio linfático es realizada por un radiólogo intervencionista o un neumólogo.
- La mediastinoscopia es realizada por un cirujano general o torácico.
- La biopsia con aguja gruesa guiada por tomografía computarizada (TC), fluoroscopia, ultrasonido o resonancia magnética (RM) es realizada por un radiólogo intervencionista o un neumólogo.
- La cirugía toracoscópica asistida por video es realizada por un cirujano torácico.
- La Broncoscopia por Navegación Electromagnética (Electromagnetic Navigation Bronchoscopy™) es un procedimiento realizado por un neumólogo o cirujano torácico.

¿Qué sucede si no se obtiene suficiente tejido de la biopsia para realizar todas las pruebas en busca de mutaciones genéticas?

Hay siete genes cuyas alteraciones causan cáncer de pulmón de células no pequeñas (CPCNP), que en la actualidad tienen un fármaco aprobado por la FDA asociado con ellos. Los pacientes que presentan estas alteraciones comprenden casi 85% de los cánceres de pulmón (la incidencia de cáncer de pulmón de células pequeñas ha declinado gradualmente a <15 de los cánceres pulmonares). (ref Govindan R: Changing Epidemiology of Small-Cell Lung Cancer in the United States Over the Last 30 Years: Analysis of the Surveillance, Epidemiologic, and End Results Database. J Clin Oncol 24:4539–4544, 2006) En las pautas recientes de la Red Nacional Integral de Cáncer (National Comprehensive Cancer Network) (ref www.nccn.org) se recomienda firmemente el establecimiento de perfil molecular amplio para cubrir los siete blancos genómicos en el CPCNP: (*EGFR, ALK, ROS1, BRAF, MET, RET* y *HER2*) porque estos tienen tratamientos de terapia apareada que producen respuestas dos a tres veces más altas que la quimioterapia sola. Si el médico no tiene suficiente tejido para practicar pruebas para todos los marcadores genéticos, en las pautas de la NCCN se recomiendan pruebas de sangre (plasma) (una "biopsia líquida") cuando no es factible repetir una biopsia de tejido invasiva (nótese por favor que si bien estas biopsias de sangre están a punto de ser aprobadas por la FDA, en la actualidad no lo están). (ref NCCN).

¿Dónde se realizarán las pruebas de mi tejido?

Un laboratorio certificado según la Ley de Mejora de los Laboratorios Clínicos (Clinical Laboratory Improvement Amendments) o más comúnmente conocido como laboratorio certificado por CLIA, será el responsable de realizar las pruebas al tejido tumoral. Si su hospital no cuenta con un laboratorio que realice pruebas moleculares, su oncólogo solicitará que su muestra de tejido sea enviada a otro laboratorio.

¿Cuánto tiempo tardan los resultados?

Su oncólogo obtendrá los resultados de sus pruebas moleculares en un lapso de 3 a 10 días hábiles. Es posible que su oncólogo lo llame cuando tenga sus resultados o que lo hable con usted en su próxima visita. De cualquier manera, su oncólogo dialogará con usted sobre los resultados y las opciones de tratamiento más adecuadas para su caso según los resultados.

OTRAS PRUEBAS DE DIAGNÓSTICO

Pruebas de función pulmonar (PFT)

La PFT es una prueba respiratoria para determinar el grado de funcionamiento de sus pulmones. Esta prueba indolora se puede realizar en el consultorio de su neumólogo o en el hospital de manera ambulatoria.

Oximetría de pulso

Uno de los síntomas más comunes que puede experimentar es la falta de aire. Su equipo puede utilizar un aparato llamado oxímetro de pulso para medir los niveles de oxígeno en su sangre. El oxímetro de pulso se coloca en la punta de uno de sus dedos durante un minuto. Un nivel bajo de oxígeno puede hacer que su médico le solicite utilizar oxígeno adicional durante su enfermedad.

Prueba de simulación de altitudes elevadas (High Altitude Simulation Test -HAST)

La Prueba de Simulación de Altitudes Elevadas (HAST) es una prueba que su médico puede utilizar para averiguar si necesitará usar oxígeno al viajar en avión o ir a una ciudad o país con altitud elevada. También se le puede llamar a la prueba HAST como "prueba de simulación de hipoxia de altitud". Cuando viaja en avión o acude a lugares con altitudes elevadas, puede estar en riesgo de sufrir problemas cardiopulmonares (del corazón o de los pulmones) debido a la baja concentración de oxígeno disponible. Durante la prueba HAST, su médico medirá su presión arterial, su pulso y su frecuencia respiratoria antes de iniciar la prueba y mientras respira aire ambiental. Su médico puede también conectarlo a un monitor cardiaco que le permitirá controlar su ritmo cardiaco. Después de esas mediciones iniciales, respirará una mezcla de aire que contiene una concentración de oxígeno menor a la que está acostumbrado. Durante los 20 a 30 minutos que dura la prueba, su médico lo observará en busca de síntomas importantes mientras respira este aire con menos concentración de oxígeno. Si presenta alguna sintomatología durante la prueba, su médico volverá a realizar la prueba pero proporcionándole oxígeno para asegurarse de que esta cantidad adicional sea suficiente para prevenir los síntomas. El médico que está efectuando la prueba enviará los resultados de la HAST a su oncólogo y neumólogo.

Biometría hemática (Complete Blood Count - CBC)

La quimioterapia y radioterapia pueden afectar de manera temporal a las células de la médula ósea que son las responsables de producir las células sanguíneas normales del cuerpo. Por esta razón, su equipo de atención médica vigilará estas pruebas antes y durante el tratamiento. Una CBC puede alertar a su médico sobre ciertas anormalidades en la sangre que podrían sugerir problemas en la función de sus riñones o hígado. Su médico ordenará una CBC de manera habitual para determinar si su sangre contiene las cantidades y tipos de células correctas.

Citología del esputo

Para el estudio citológico del esputo, un miembro de su equipo de atención médica le solicitará que expectore una muestra de moco (esputo) de lo más profundo de sus pulmones como le sea posible. Las células del carcinoma pulmonar pueden desprenderse de las vías respiratorias y mezclarse con el moco. Cuando usted produce una muestra de esputo, el citólogo o el patólogo examinará el esputo en busca de células normales o anormales. La citología es el estudio de células, y un citólogo es un científico que estudia la identificación de células cancerosas.

PASOS PARA EL DIAGNÓSTICO

¿Cuánto tiempo deberé esperar para obtener mis resultados y posteriormente un diagnóstico?

Los pasos para obtener un diagnóstico de carcinoma pulmonar puede variar mucho, dependiendo de quién sea su médico, la institución donde se le está tratando, su plan de tratamiento y la necesidad de realizar otras pruebas de diagnóstico. A continuación se presenta un cronograma con el que la ALCF estaría satisfecha de ver establecido como el estándar de atención médica para el diagnóstico de carcinoma pulmonar.

> Es importante trabajar en conjunto con un oncólogo que se especialice en el cáncer de pulmón y contar con un equipo multidisciplinario que le ayude en el manejo de su cáncer durante su viaje. Solicite a su médico que lo derive con un especialista en cáncer de pulmón o llame a la ALCF al 1-650-598-2857 para conocer algunas opciones de referencia.

Después de obtener una radiografía donde se muestra una mancha sospechosa en el pulmón, deberá realizarse una TC. Si la TC muestra la presencia de una mancha, su médico programará una biopsia. Después de la biopsia, dependiendo del tipo de cáncer de pulmón que se identifique en el tumor, es posible que su médico quiera realizar las pruebas moleculares. Si su oncólogo recomienda el uso de quimioterapia por infusión (por vía intravenosa) y usted decide que se le coloque un puerto intravenoso,

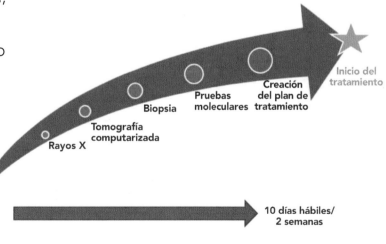

Cronología desde el diagnóstico hasta el tratamiento

Rayos X

Tomografía computarizada

Biopsia

Pruebas moleculares

Creación del plan de tratamiento

Inicio del tratamiento

10 días hábiles/ 2 semanas

su equipo programará y realizará este procedimiento. Dependiendo del tratamiento recomendado por su oncólogo, el acceso a los fármacos quimioterapéuticos podría tomar tiempo. Bajo circunstancias ideales, el tiempo desde la identificación de un posible tumor al inicio del tratamiento puede tomar hasta dos semanas. Este cronograma puede variar dependiendo de la disponibilidad de los servicios en el área donde vive. Sin embargo, este cronograma debería ser el objetivo para el equipo que lo está tratando.

Mi médico dice que tengo cáncer de pulmón. ¿Qué sucede a continuación?

Su médico familiar o el médico que ayudó en el diagnóstico de cáncer de pulmón lo derivará con un oncólogo que trabajará junto con usted en el diseño de su plan de tratamiento. También puede consultar a un oncólogo radioterapeuta si va a recibir radioterapia para el cáncer.

Su equipo de atención médica puede estar formado por muchas otras personas con diferentes especialidades para ayudarle a entender su enfermedad y a hacer que sus tratamientos sean lo más cómodos posible.

¿Puedo pedir una segunda opinión?

Antes de iniciar el tratamiento, es posible que desee pedir una segunda opinión sobre su diagnóstico y plan de tratamiento. Muchas compañías de seguros cubren el costo de una segunda opinión si usted o su médico lo solicitan. Existen muchas maneras de encontrar un médico para obtener una segunda opinión. La mejor es hacer que su médico lo derive con alguien en quien confía. Si su médico es quien lo deriva con otro colega, el tiempo para obtener una cita puede ser mucho más corto. También puede obtener una lista con los nombres de médicos y de centros de especialización en cáncer pulmonar. Para eso comuníquese con la ALCF al 1-650-598-2857, llame o escriba a la sociedad médica local o estatal, hable con los trabajadores sociales de su hospital local o pregunte en las facultades de medicina de su localidad los nombres de especialistas que ellos recomienden. El centro oncológico más cercano o los grupos de apoyo también pueden ser excelentes fuentes para obtener nombres de médicos para una segunda opinión.

Antes de acudir a ver al otro médico para la segunda opinión, asegúrese de llevar con usted todos sus expedientes médicos incluyendo la radiologías y los reportes de patología. En algunos casos, su hospital o su médico pueden enviar sus expedientes directamente al médico que verá para la segunda opinión. Tenga paciencia ya que este proceso a veces es un poco lento. Pregunte a su médico si el retraso en la segunda opinión tendrá un efecto negativo en su salud. En la mayoría de los casos, un retraso de menos de dos semanas tendrá un impacto mínimo en la efectividad de su plan de tratamiento actual. Asegúrese de verificar con su compañía de seguros si cubren los gastos para viajar a otra ciudad a obtener la segundo opinión. Algunas compañías cubren la totalidad o parte de estos gastos.

¿Cuál es la diferencia entre un centro oncológico comunitario y un centro médico académico?

Según el tratamiento recetado por su oncólogo y las opciones disponibles en su comunidad, puede recibir su tratamiento en diferentes instalaciones. Primero, es posible que las citas con su oncólogo sean en su consultorio localizado en un edificio médico o en un centro oncológico comunitario. El consultorio de su oncólogo puede tener laboratorio, lo cual le permite realizar las pruebas ahí mismo sin tener que trasladarse a otro lugar. Su oncólogo también puede tener un centro de infusión en el consultorio donde recibirá los tratamientos de quimioterapia.

Segundo, podría tener acceso a un centro oncológico comunitario donde puede recibir la mayoría de sus cuidados durante su tratamiento. En el 2007, el Instituto Nacional del Cáncer (National Cancer Institute - NCI) comenzó el programa de centros oncológicos comunitarios al proporcionarles fondos a los diferentes centros de la nación.[10] Muy posiblemente exista un centro oncológico cercano, donde la meta sea proporcionarle cuidados de alta calidad mientras se avanza en los esfuerzos de investigación oncológica. Muchos centros oncológicos están asociados con hospitales donde se le pueden realizar fácilmente exámenes de laboratorio, procedimientos y pruebas de diagnóstico, radioterapia y quimioterapia al igual que procedimientos quirúrgicos. Además, la mayoría de los centros oncológicos cuentan con una gran cantidad de servicios de asistencia social, ayuda financiera y otros tipos de servicios de apoyo que pudiera necesitar durante el transcurso de su tratamiento.

Finalmente, es posible que viva cerca de un centro médico académico que esté asociado con diferentes facultades de ciencias de la salud. Si tiene acceso a un centro académico, es posible que pueda recibir tratamiento más especializado con tecnologías que son más avanzadas. A menudo, los centros médicos académicos pueden tener tratamientos innovadores que pueden no estar disponibles en un hospital comunitario. Tenga en cuenta que, ya que estos centros académicos están asociados con facultades de medicina, enfermería y de ciencias de la salud, su equipo de tratamiento probablemente incluya estudiantes e investigadores en fase de aprendizaje o que están realizando ensayos clínicos. Un centro médico académico también contará con una gran variedad de servicios de asistencia social, ayuda financiera y otros servicios que usted podría necesitar durante su tratamiento.

Dependiendo del tipo de instalaciones que tenga cerca, los recursos disponibles pueden variar. Es importante encontrar un centro oncológico que cuente con los recursos necesarios para el tratamiento de su enfermedad. El lugar donde usted reciba su cuidado será tan importante como encontrar un oncólogo que se especialice en el cáncer de pulmón. Estamos aquí para ayudarle. Comuníquese con la ALCF al 1-650-598-2857 si necesita referencias de un centro oncológico.

EQUIPO DE ATENCIÓN MULTIDISCIPLINARIO

¡Lo ideal es tener un equipo multidisciplinario! A continuación hay una lista de profesionales de la salud que podrían ser parte de su equipo. Algunas de estas personas pueden tener diferentes títulos y/o la misma persona puede asumir varias de estas responsabilidades, pero en cualquier caso usted debe tener acceso a los siguientes servicios:

Oncólogo médico: un oncólogo médico es un médico que trata el cáncer a través de medicamentos y quimioterapia.

Oncólogo radiólogo: un oncólogo radiólogo es un médico que utiliza rayos X y procedimientos radiológicos especiales en el diagnóstico y tratamiento del cáncer. Esto incluye los rayos X, la TC, la RM y la TEP.

Cirujano torácico: un cirujano torácico es un médico que se especializa en el tratamiento quirúrgico del cáncer y en otras enfermedades del tórax.

Neumólogo: un neumólogo es un médico que se especializa en la evaluación y tratamiento de los problemas pulmonares.

Patólogo: un patólogo es un médico que analiza el tejido tumoral extirpado por biopsia o cirugía con el fin de diagnosticar y estadificar el cáncer y otras enfermedades.

Enfermero guía: un enfermero guía es un enfermero que le ayudará a usted y a su familia ofreciendo material educativo, apoyo y coordinación de los servicios en los procesos de diagnóstico y tratamiento del cáncer.

Enfermero quimioterapéutico: un enfermero quimioterapéutico es un enfermero que se especializa en la administración de la quimioterapia y de otros tratamientos para el cáncer, y le ayuda a manejar los efectos secundarios y la canalización intravenosa para las infusiones.

Enfermero investigador: un enfermero investigador es un enfermero que administra y proporciona cuidados de enfermería mientras usted participa ensayos clínicos.

Coordinador de cuidados para el manejo de los síntomas: un coordinador de cuidados para el manejo de los síntomas es un médico o enfermero que le ayudará con el manejo de los síntomas asociados con su enfermedad y el tratamiento del cáncer.

Técnico en radiación: un técnico en radiación es un profesional con licencia que le guiará a usted por tratamientos con radiación, le inyectará colorantes o medios de contraste para pruebas con radiación, y cuidará de usted durante tratamientos con radiación.

Trabajador social: un trabajador social es un profesional con licencia para practicar que estará disponible para asistirle a usted y a su familia con asesoría y recursos comunitarios.

Nutricionista: un nutricionista es un profesional con licencia para practicar que le ayudará a desarrollar un plan nutricional basado sus necesidades específicas.

Bonnie J. Addario Lung Cancer Foundation (ALCF): la ALCF es una de las fundaciones filantrópicas más grandes fundada por pacientes, enfocada en los pacientes y guiada por pacientes, que se dedica exclusivamente a erradicar el cáncer pulmonar a través de la investigación, la detección temprana, la educación y el tratamiento. La fundación está disponible para asistirle a lo largo de su viaje por el cáncer. Simplemente llámenos al 1-650-598-2857.

¿Qué debo hacer si no hay ningún equipo multidisciplinario disponible fácilmente?
Si usted vive en un área lejos de un centro oncológico o de un centro médico de importancia, una posibilidad es viajar para recibir una segunda opinión o tener acceso a más recursos. Un oncólogo médico de un centro médico de importancia puede estar dispuesto a trabajar con su oncólogo local para asegurarse de que reciba el cuidado más avanzado posible en su clínica u hospital local. Si no tiene la posibilidad de viajar a un centro oncológico o a un centro médico de importancia, solicite ayuda a su oncólogo local para identificar los recursos necesarios para el manejo adecuado de su tratamiento. Estamos aquí para ayudar; siéntase en libertad de ponerse en contacto con nosotros en la ALCF al llamar al 1-650-598-2857 para obtener información sobre recursos locales.

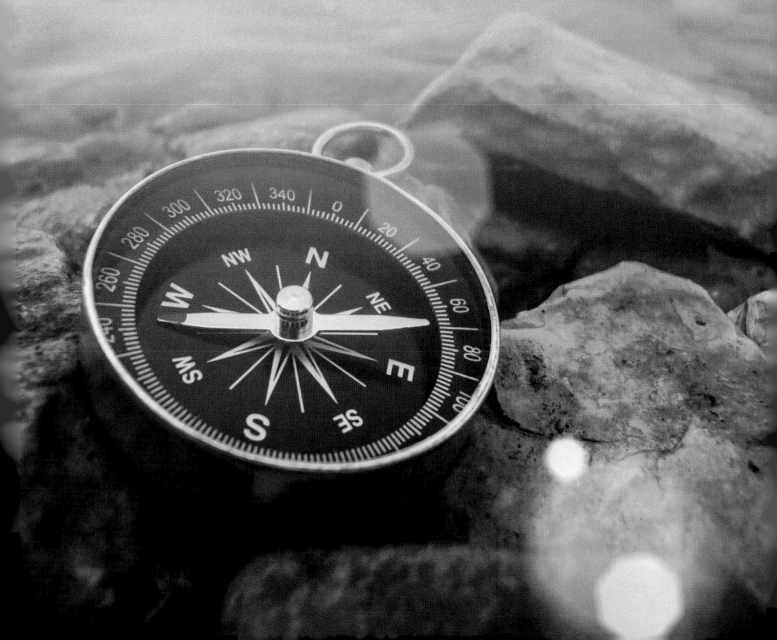

ESTADIFICACIÓN DEL CÁNCER DE PULMÓN

El Manual para la Educación del Paciente fue mi fuente de información, y aún lo es. Han transcurrido cinco años desde que se me diagnosticó, y aún me remito al manual para obtener información.

—Kimberly Buchmeier, sobreviviente

ESTADIFICACIÓN DEL CÁNCER DE PULMÓN

Además de estadificar el tumor, su equipo estadificará su carcinoma pulmonar.

¿Qué significa el estadio de mi cáncer de pulmón?

El estadio de su cáncer de pulmón le dice a su oncólogo el tamaño del tumor primario, la cantidad de ganglios linfáticos con células cancerosas dentro de ellos y si el cáncer se ha propagado a otros órganos. Conocer el estadio de su cáncer pulmonar es fundamental, ya que esto le ayudará a usted y a su oncólogo a determinar los tipos de tratamiento que serán más efectivos para usted.

> **Preguntas que puede hacer a su médico sobre la estadificación de su cáncer de pulmón:**
> - ¿En qué estadio está mi cáncer y qué significa esto para mí?
> - ¿Se ha propagado el cáncer de mis pulmones a otras partes de mi cuerpo?
> - ¿Necesitaré más pruebas antes de decidir qué tratamientos voy a seguir?

Es posible que esté familiarizado con la clasificación tradicional del carcinoma pulmonar donde su oncólogo describe los estadios como Estadio I, II, III o IV. En esta clasificación, el número más alto indica que el carcinoma pulmonar tiene una mayor extensión. Los oncólogos también utilizan la clasificación TNM como otra opción para estadificar el carcinoma pulmonar.

Clasificación T, N, M del cáncer pulmonar

El sistema de clasificación TNM fue desarrollado por el American Joint Committee on Cancer (Comité Conjunto Norteamericano para el Cáncer - AJCC) y la International Union Against Cancer (Unión Internacional en Contra del Cáncer - UICC). Desde su creación, este sistema se ha convertido en uno de los más utilizados para estadificar el cáncer. Su oncólogo utilizará el sistema de clasificación TNM para estadificar su cáncer con base en criterios estandarizados.

De acuerdo con las definiciones de la clasificación del 2010, las letras T, N y M identifican tres piezas clave de información utilizadas en la estadificación de los tumores:

- T = describe el tamaño del tumor primario
- N = describe la cantidad de ganglios linfáticos con células cancerosas dentro de ellos
- M = describe la presencia de tumores metastásicos en órganos a distancia

Si su equipo utiliza esta clasificación, su médico podría describir el estadio de su carcinoma pulmonar, por ejemplo, como T1, N1, M0. Esta designación quiere decir que el tumor primario ha sido identificado pero es relativamente pequeño (T1). Existen ganglios linfáticos involucrados (N1) pero el cáncer no se ha propagado a otros órganos (M0).

> Entendemos que la siguiente información puede resultar difícil de comprender.
> Para ayudarle a entender de mejor manera el proceso de estadificación,
> visite la página web del National Cancer Institute para ver imágenes
> de cada estadio de la enfermedad. La dirección de su sitio web es
> http://www.cancer.gov/cancertopics/pdq/treatment/non-small-cell-lung/Patient/page2.

Clasificación I, II, III, IV para la estadificación del cáncer pulmonar[11]

Estadio 0 o carcinoma in situ: si el oncólogo dice que usted está en estadio 0, esto significa que su médico encontró células anormales en sus vías respiratorias, a menudo con un estudio citológico del esputo. Estas células podrían crecer e invadir el pulmón.

Estadio I: si su oncólogo dice que su cáncer de pulmón se encuentra en estadio I, eso significa que se ha encontrado un tumor solo en un pulmón, y no se encontró cáncer en los ganglios linfáticos.

Tabla de estadificación para el Estadio I:

Estadios 0 a I del cáncer de pulmón	TNM (Tumor, Ganglios [Nodes], Metástasis)	Definición
Carcinoma oculto	TX, N0, M0	TX = No se puede valorar tumor primario, o tumor probado por la presencia de células malignas en el esputo o en líquido de lavados bronquiales, pero no visualizado mediante estudios de imágenes o broncoscopia. N0 = Sin metástasis a ganglios linfáticos regionales M0 = Sin metástasis a distancia
0	Tis, N0, M0	Tis = Carcinoma in situ N0 = Sin metástasis a ganglios linfáticos regionales M0 = Sin metástasis a distancia
IA	T1a, N0, M0 T1b, N0, M0	T1a = Tumor ≤2 cm en su dimensión más amplia T1b = Tumor >2 cm pero ≤3 en su dimensión más amplia N0 = Sin metástasis a ganglios linfáticos regionales M0 = Sin metástasis a distancia
IB	T2a, N0, M0	T2a = Tumor >3 cm pero ≤5 cm en su dimensión más amplia N0 = Sin metástasis a ganglios linfáticos regionales M0 = Sin metástasis a distancia

Proporcionado por cortesía de la International Association for the Study of Lung Cancer (Asociación Internacional para el Estudio del Cáncer de Pulmón).[11]

Estadio II: el cáncer pulmonar en Estadio II quiere decir que su médico ha encontrado cáncer solamente en un pulmón y puede existir participación de los ganglios linfáticos del mismo lado donde está presente el carcinoma pulmonar. En el Estadio II, el cáncer no se encuentra presente en los ganglios linfáticos del mediastino. El mediastino es el área entre los pulmones del esternón a la columna vertebral.

Tabla de estadificación para el Estadio II:

Estadio II del cáncer de pulmón	TNM (Tumor, Ganglios [Nodes], Metástasis)	Definición
IIA	T1a, N1, M0	T1a = Tumor ≤2 cm en su dimensión más amplia
	T1b, N1, M0	T1b = Tumor >2 cm pero ≤3 cm en su dimensión más amplia
	T2a, N1, M0	T2a = Tumor >3 cm pero ≤5 cm en su dimensión más amplia
		N1 = Metástasis en ganglios linfáticos peribronquiales y/o hiliares, ipsilaterales, y en ganglios linfáticos intrapulmonares, incluso afección por extensión directa
		M0 = Sin metástasis a distancia
	T2b, N0, M0	T2b = Tumor >5 cm pero ≤7 cm en su dimensión más amplia
		N0 = Sin metástasis a ganglios linfáticos regionales
		M0 = Sin metástasis a distancia

Proporcionado por cortesía de la International Association for the Study of Lung Cancer (Asociación Internacional para el Estudio del Cáncer de Pulmón).[11]

Estadio II del cáncer de pulmón	TNM (Tumor, Ganglios [Nodes], Metástasis)	Definición
IIB	T2b, N1, M0	T2b = Tumor >5 cm pero ≤7 cm en su dimensión más amplia N1 = Metástasis en ganglios linfáticos peribronquiales y/o hiliares, ipsilaterales, y en ganglios linfáticos intrapulmonares, incluso afección por extensión directa M0 = Sin metástasis a distancia
	T3, N0, M0	T3 = Tumor >7 cm o uno que invade directamente cualquiera de las siguientes estructuras: la pared torácica (incluyendo los tumores del vértice superior), el diafragma, el nervio frénico, la pleura mediastinal, el pericardio parietal; o la presencia de tumores en los bronquios a menos de 2 cm de distancia de la carina pero sin involucrar la carina; o presencia de atelectasias o neumonitis obstructiva en todo el pulmón o nódulo(s) tumoral(es) por separado que se localizan en el mismo lóbulo que el tumor principal. N0 = Sin metástasis a ganglios linfáticos regionales M0 = Sin metástasis a distancia

Proporcionado por cortesía de la International Association for the Study of Lung Cancer (Asociación Internacional para el Estudio del Cáncer de Pulmón).[11]

Estadio IIIA: el cáncer pulmonar en Estadio IIIA quiere decir que pueden existir uno o más tumores en el mismo lóbulo pulmonar. En este estadio, el cáncer se ha propagado a los ganglios linfáticos del mismo lado donde se localiza el cáncer o en la unión de la tráquea y los bronquios, la pared torácica o la membrana que recubre los pulmones.

Tabla de estadificación para el Estadio IIIA:

Estadio IIIA del cáncer de pulmón	TNM (Tumor, Ganglios [Nodes], Metástasis)	Definición
IIIA	T1a, N2, M0	T1a = Tumor ≤2 cm en su dimensión más amplia
	T1b, N2, M0	T1b = Tumor >2 cm pero ≤3 cm en su dimensión más amplia
	T2a, N2, M0	T2a = Tumor >3 cm pero ≤5 cm en su dimensión más amplia
	T2b, N2, M0	T2b = Tumor >5 cm pero ≤7 cm en su dimensión más amplia
		N2 = Metástasis a ganglio(s) linfático(s) mediastinal(es) ipsilateral(es) y/o subcarinal(es)
		M0 = Sin metástasis a distancia

Estadio IIIA del cáncer de pulmón	TNM (Tumor, Ganglios [Nodes], Metástasis)	Definición
	T3, N1, M0	T3 = Tumor >7 cm o uno que invada directamente cualquiera de las siguientes estructuras: la pared torácica (incluyendo los tumores del vértice superior), el diafragma, el nervio frénico, la pleura mediastinal, el pericardio parietal; o presencia de un tumor en los bronquios a menos de 2 cm de distancia de la carina pero sin involucrar a la carina; o presencia de atelectasias o neumonitis obstructiva en todo el pulmón o nódulo(s) tumoral(es) por separado que se localizan en el mismo lóbulo que el tumor principal. N1 = Metástasis en ganglios linfáticos peribronquiales ipsilaterales y/o hiliares ipsilaterales y nódulos intrapulmonares incluyendo por extensión directa M0 = Sin metástasis a distancia
	T3, N2, M0	T3 = Tumor >7 cm o uno que invada directamente cualquiera de las siguientes estructuras: la pared torácica (incluyendo los tumores del vértice superior), el diafragma, el nervio frénico, la pleura mediastinal, el pericardio parietal; o presencia de un tumor en los bronquios a menos de 2 cm de distancia de la carina pero sin involucrar a la carina; o presencia de atelectasias o neumonitis obstructiva en todo el pulmón o nódulo(s) tumoral(es) por separado que se localizan en el mismo lóbulo que el tumor principal. N2 = Metástasis a ganglio(s) linfático(s) mediastinal(es) ipsilateral(es) y/o subcarinal(es) M0 = Sin metástasis a distancia
	T4, N0, M0	T4 = Tumor de cualquier tamaño que invade cualquiera de las siguientes estructuras: mediastino, corazón, grandes vasos, tráquea, nervio laríngeo recurrente, esófago, cuerpos vertebrales, carina; nódulo(s) tumoral(es) presente(s) en un lóbulo ipsilateral diferente al del tumor primario. N0 = Sin metástasis a ganglios linfáticos regionales M0 = Sin metástasis a distancia

Estadio IIIA del cáncer de pulmón	TNM (Tumor, Ganglios [Nodes], Metástasis)	Definición
	T4, N1, M0	T4 = Tumor de cualquier tamaño que invade cualquiera de las siguientes estructuras: mediastino, corazón, grandes vasos, tráquea, nervio laríngeo recurrente, esófago, cuerpos vertebrales, carina; nódulo(s) tumoral(es) presente(s) en un lóbulo ipsilateral diferente al de donde se localiza el tumor primario. N1 = Metástasis en ganglios linfáticos peribronquiales ipsilaterales y/o hiliares ipsilaterales y nódulos intrapulmonares incluyendo por extensión directa M0 = Sin metástasis a distancia

Proporcionado por cortesía de la International Association for the Study of Lung Cancer (Asociación Internacional para el Estudio del Cáncer de Pulmón).[11]

Estadio IIIB: en el cáncer pulmonar en Estadio IIIB pueden existir tumores separados en cualquiera de los lóbulos pulmonares y el cáncer podría haberse propagado a la pared torácica, al diafragma, a la membrana que recubre a los pulmones y a la pared torácica, al corazón o la membrana que lo recubre, a los grandes vasos que entran o salen del corazón, al esófago, al esternón o a la columna vertebral.

Tabla de estadificación para el Estadio IIIB:

Estadio IIIB del cáncer de pulmón	TNM (Tumor, Ganglios [Nodes], Metástasis)	Definición
IIIB	T4, N2, M0	TX = No se puede valorar tumor primario, o tumor probado por la presencia de células malignas en el esputo o en líquido de lavados bronquiales, pero no visualizado mediante estudios de imágenes o broncoscopia. N0 = Sin metástasis a ganglios linfáticos regionales M0 = Sin metástasis a distancia
	Cualquier T, N3, M0	Cualquier T N3 = Metástasis a ganglios linfáticos mediastinales contralaterales, hiliares contralaterales, escalenos contralaterales o ipsilaterales o supraclaviculares. M0 = Sin metástasis a distancia

Proporcionado por cortesía de la International Association for the Study of Lung Cancer (Asociación Internacional para el Estudio del Cáncer de Pulmón).[11]

Estadio IV: en el cáncer pulmonar en Estadio IV existen uno o más tumores en ambos pulmones y se puede encontrar cáncer en líquido alrededor de los pulmones. El cáncer pudo haberse propagado a otros órganos del cuerpo como el cerebro, el hígado o los huesos.

Tabla de estadificación para el Estadio IV:

Estadio IV del cáncer de pulmón	TNM (Tumor, Ganglios [Nodes], Metástasis)	Definición
IV	Cualquier T, Cualquier N, M1	Cualquier T Cualquier N • NX = No se pueden evaluar los ganglios linfáticos regionales • N0 = Sin metástasis a ganglios linfáticos regionales • N1 = Metástasis en ganglios linfáticos peribronquiales ipsilaterales y/o hiliares ipsilaterales y nódulos intrapulmonares incluyendo por extensión directa • N2 = Metástasis a ganglio(s) linfático(s) mediastinal(es) ipsilateral(es) y/o subcarinal(es) • N3 = Metástasis a ganglio(s) linfático(s) mediastinales contralaterales, hiliares contralaterales, escalenos contralaterales o ipsilaterales o supraclaviculares. M1 = Metástasis a distancia

Proporcionado por cortesía de la International Association for the Study of Lung Cancer (Asociación Internacional para el Estudio del Cáncer de Pulmón).[11]

Si bien la estadificación es una clasificación útil, es importante recordar que debe dialogar sobre estos estadios con su equipo de atención médica ya que ellos le ayudarán a entender lo que significa un estadio dentro del contexto específico de su diagnóstico y plan de tratamiento.

TRATAMIENTOS DEL CÁNCER DE PULMÓN DE CÉLULAS NO PEQUEÑAS

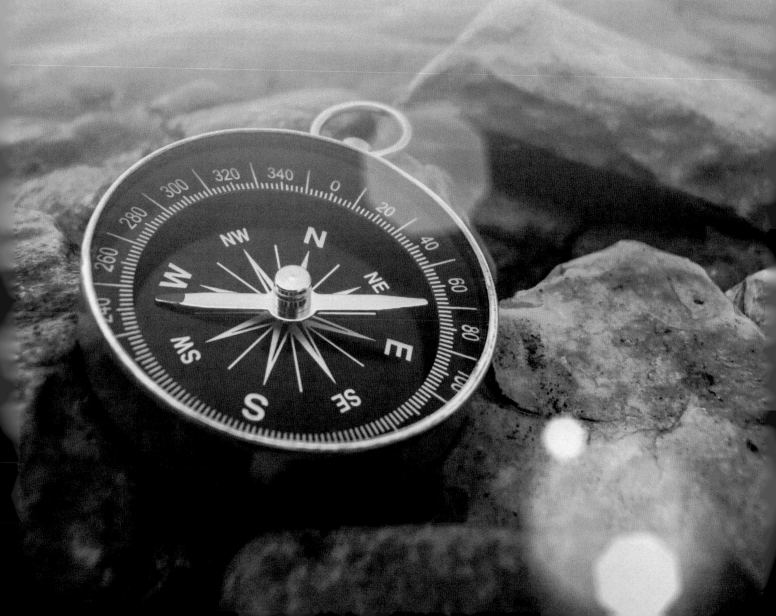

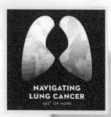

OBTENGA INFORMACIÓN

EN EL

PORTAL DE PACIENTES

¡¡¡INSCRÍBASE!!!
www.lungcancerfoundation.org/patients/portal/

Considere inscribirse en nuestro portal de pacientes donde le brindaremos información personalizada para su enfermedad, y le proporcionaremos características adicionales sólo para miembros, como acceso a chat directo, en vivo, con la fundación.

Este PORTAL es su página de inicio en la web para que se entere acerca de las noticias más recientes que afectan a ustedes, los pacientes con cáncer pulmonar, y para obtener apoyo a partir de historias compartidas por otros pacientes, y tal vez para contar la suya propia.

¡Estamos aquí para usted! Si tiene preguntas acerca de la información que encuentre, sobre cómo avanzar por el complejo camino del tratamiento del cáncer, o respecto a cualquier otra cosa, por favor no dude en ponerse en contacto con nosotros. Su mensaje será entregado directamente a Danielle Hicks (Directora de Servicios al Paciente y Programas para Pacientes), Michele Zeh (Coordinadora de Navegación de Pacientes y Servicios al Paciente), y Guneet Walia, PhD (Directora de Asuntos de Investigación y Médicos).

Si usted es ROS1-positivo, el portal tiene una sección dedicada pacientes ROS1-positivos.
http://www.lungcancerfoundation.org/patients/ros1/

CÁNCER PULMONAR DE CÉLULAS NO PEQUEÑAS – TRATAMIENTOS

GENERALIDADES

Después de haberle diagnosticado cáncer de pulmón, seguramente su siguiente pregunta será "¿Qué se puede hacer para tratar el cáncer?" Su plan individual de tratamiento dependerá del tipo de cáncer pulmonar que tenga, su estadio y su estado de salud. Cuando comienza a planear su tratamiento junto con su equipo de atención médica, es importante llevar una lista de todas sus preguntas. Estos pueden ser momentos muy confusos, así que no olvide escribir todo mientras dialoga con su equipo sobre su plan de tratamiento.

Los posibles tratamientos para el carcinoma pulmonar incluyen la cirugía, la quimioterapia, la radioterapia, la terapia dirigida o una combinación de estas.

Los tratamientos para el carcinoma pulmonar se clasifican en dos categorías:

- Terapia local: la cirugía y radioterapia son consideradas *terapias locales*. Estos métodos retiran o destruyen los tumores

Preguntas que puede hacer a su médico con respecto a los tratamientos para el carcinoma pulmonar:

- ¿Cuáles son mis opciones de tratamiento?
- ¿Cuál es la meta de mi tratamiento (curativa, estabilizar la enfermedad, paliativa o manejo de síntomas)?
- ¿Llevaré más de un tipo de tratamiento?
- ¿Cuáles son los beneficios esperados de cada tipo de tratamiento?
- ¿De qué manera se verán afectadas mis actividades y vida diaria?
- ¿Qué podemos hacer para controlar los efectos secundarios?
- ¿Existen otras alternativas de tratamiento disponibles para mí?
- ¿Existen actualmente ensayos clínicos disponibles para mí?
- ¿Qué puedo hacer para prepararme para el tratamiento?
- ¿Necesitaré estar hospitalizado? Si es así, ¿por cuanto tiempo?
- ¿Cuál es el costo del tratamiento? ¿Mi plan de seguros cubrirá los costos?
- ¿Tengo tiempo para buscar una segunda opinión o para pensar sobre mis opciones de tratamiento? Si es así, ¿cuánto tiempo tengo para pensar antes de iniciar el tratamiento?

cancerígenos de los pulmones. Si el cáncer pulmonar se ha expandido a otras partes del cuerpo, como otros órganos o los huesos, su médico puede utilizar una de estas terapias locales para controlar la enfermedad en esas áreas en específico.

- Terapia sistémica: la quimioterapia y las terapias dirigidas son consideradas *terapias sistémicas*. Estos fármacos entran al torrente sanguíneo para destruir o controlar el cáncer en cualquier parte del cuerpo donde se localice. La terapia sistémica se toma por vía oral o se puede administrar a través de una vena de un brazo o de un puerto insertado en su pecho (intravenoso).

Preguntas que puede hacer a su médico con respecto a la cirugía:

- ¿Qué tipo de cirugía me recomienda?
- ¿Cuánto tiempo permaneceré en el hospital?
- ¿Qué efectos secundarios debo esperar?
- ¿Sentiré dolor? Si es así, ¿de qué manera se va a controlar?
- ¿Cuándo puedo reanudar mis actividades diarias?

CIRUGÍA PARA EL TRATAMIENTO DEL CPCNP

La intervención quirúrgica puede ser eficaz para el tratamiento de los estadios I a III del cáncer de pulmón de células no pequeñas.

¿Cuándo se utiliza la cirugía para tratar el cáncer de pulmón?

Si su tumor de CPCNP no se ha propagado a otros tejidos fuera del pulmón, su oncólogo puede recomendarle la cirugía para retirar el tumor. La cirugía puede ser el primer tratamiento que reciba o su oncólogo también podría recomendar otros tratamientos no quirúrgicos de primera instancia.

En algunos casos, la quimioterapia o radioterapia se usarán primero para reducir el tamaño del tumor antes de la cirugía. El orden específico del tratamiento dependerá del tamaño del tumor o si el cáncer se ha expandido fuera de los pulmones.

El tejido que se retira del pulmón (especimen) es enviado al patólogo, quien observará los bordes (o márgenes) de la muestra para ver si el tumor se extirpó por completo.

Solicite a su oncólogo que lo derive con un cirujano torácico para que le ayude con las decisiones con respecto a su cirugía y para realizar los procedimiento quirúrgicos en su pulmón.

Si existen células tumorales en el margen, esto puede significar que no se extirpó el tumor por completo. Estos resultados determinarán cuál será el tratamiento después de la cirugía.

¿Qué tipos de cirugía se pueden utilizar para tratarme?

Los siguientes ejemplos son tipos de cirugía para tratar el cáncer de pulmón:

Para extirpar una pequeña porción del pulmón:

Resección en cuña: en la resección en cuña, su cirujano extirpará solo una pequeña porción del pulmón donde se localice el tumor. Para los tumores en estadios I y II, su cirujano puede decidir utilizar el procedimiento VATS, una toracotomía o el sistema quirúrgico *da Vinci®*.

Resección segmentaria o segmentectomía: en la resección segmental, su cirujano extirpará una porción ligeramente más grande de tejido que en la resección en cuña sin llegar a retirar todo el lóbulo.

Para extirpar un lóbulo del pulmón:

Resección en manguito: en la resección en manguito, el cirujano tratará de conservar la mayor parte del pulmón al extirpar solamente el lóbulo (parte del pulmón) donde se localiza el tumor. En esta cirugía, el cirujano retirará el lóbulo que contiene el tumor y parte del bronquio (vías respiratorias). El lóbulo remanente del pulmón se conecta a los bronquios restantes.

Lobectomía: en la lobectomía, el cirujano retira todo el lóbulo pulmonar por completo.

Para retirar el pulmón completo:

Neumonectomía: en una neumonectomía, su cirujano extirpa el pulmón completo.

Las resecciones en manguito y la neumectomía se utilizan cuando el tumor cancerígeno es más grande y se encuentra más cercano a la línea media del tórax. Una lobectomía se realiza cuando el tumor cancerígeno se encuentra localizado de manera más periférica (alejado de la línea media del tórax).

Para retirar los ganglios linfáticos:

Disección de ganglios linfáticos o linfadenectomía: durante la disección de ganglios linfáticos, su cirujano extirpará varios ganglios linfáticos que se localicen alrededor del tumor para determinar si existen células cancerosas fuera de sus pulmones. Esto ayudará a su oncólogo a determinar el estadio del carcinoma pulmonar y cuál será el plan de tratamiento más apropiado. Si el patólogo encuentra células cancerosas en los ganglios linfáticos, puede recibir quimioterapia posterior a la cirugía para matar a esas células.

Tratamiento para el neumotórax o para el derrame pleural recurrente

Se le llama neumotórax a una recolección de aire en el espacio que separa a sus pulmones de la pared torácica. Cuando esto sucede, parte de su pulmón puede colapsar haciendo más difícil la respiración. Un derrame pleural sucede cuando se acumula líquido entre las capas pleurales que envuelven a los pulmones. Esta condición también puede dificultar la respiración. Una pleurodesis es un procedimiento químico o quirúrgico que se puede realizar para prevenir que estas condiciones *vuelvan a ocurrir* (que se vuelvan a presentar).

Su oncólogo puede realizar una pleurodesis química al inyectar un fármaco en el espacio pleural a través de un drenaje o tubo colocado en su pecho. El fármaco actúa como un irritante que cierra el espacio pleural y previene que el líquido ingrese en este espacio.

Se le aplicará anestesia local para adormecer el área por donde ingresará el tubo a su pecho. También se le puede administrar un medicamento para relajarlo antes de iniciar el procedimiento.

Para realizar una pleurodesis quirúrgica se hace una incisión en su pecho y se frotan las capas pleurales con una almohadilla abrasiva para así irritar las capas pleurales. Su cirujano también puede retirar algo de tejido parietal. Ambos procedimientos quirúrgicos se realizarán bajo anestesia.

Ventajas de retirar quirúrgicamente un tumor pulmonar:

- Si los bordes del tumor y los ganglios linfáticos localizados fuera del pulmón no contienen células cancerosas, la cirugía puede ser la cura para su cáncer de pulmón.
- Debido a que el cirujano retira todo el tumor o la gran mayoría, el tamaño del tejido tumoral será lo suficientemente grande para realizar las pruebas moleculares y para estadificar el tumor. La combinación de una estadificación precisa y las pruebas moleculares le permitirán a su oncólogo desarrollar un plan de tratamiento individualizado y específico para su tipo de carcinoma pulmonar.
- Su cirujano puede realizar una pleurodesis para prevenir la acumulación de líquido entre la pleura y el pulmón.

Desventajas de retirar quirúrgicamente un tumor pulmonar:

- Requieren de tiempo de recuperación
- No todos los carcinomas se pueden extirpar
- Existen riesgos asociados con la cirugía invasiva

Qué esperar durante y después de la cirugía:

- El cirujano realizará la cirugía en un quirófano.
- El anestesiólogo utilizará anestesia general para dormirlo durante el procedimiento.
- Permanecerá en el hospital durante una semana para su recuperación.

- Su médico puede ordenar que se le coloque anestesia epidural y el uso de otros fármacos para controlar el dolor.
- Su cirujano puede insertar un tubo en su pecho para drenar cualquier líquido que pudiera acumularse después de la cirugía.
- El terapeuta respiratorio enseñará a usted algunos ejercicios respiratorios y de fortalecimiento para ayudarle a recuperarse con mayor rapidez después de la operación.
- Su médico puede recetarle un inhalador con medicamento para ayudarle si tiene problemas para respirar.

Los posibles efectos secundarios de la cirugía son:

- Puede tener dolor debido a la cirugía o la incisión para insertar el tubo en su pecho. Asegúrese de solicitar medicamentos para el dolor <u>antes</u> de que su dolor sea demasiado fuerte. Controlar el dolor será una parte importante de su recuperación.
- Puede experimentar algo de neuralgia (adormecimiento) del lado de su pecho donde se le realizó la cirugía.
- Si se acumula líquido alrededor de sus pulmones, puede desarrollar una condición llamada derrame pulmonar. Esta condición puede causarle dificultad para respirar. Llame a su médico si siente que le falta el aire y que la condición no mejora al reposar.
- El anestesiólogo insertará un tubo en su garganta durante la cirugía para ayudarle a respirar durante el procedimiento. Este tubo puede lastimar una o ambas cuerdas vocales generando ronquera o dificultad para hablar.
- Dependiendo de qué tan extensa haya sido la cirugía, pueden esperarle semanas de recuperación.
- Las mujeres pueden preferir evitar utilizar sostén durante una semana o dos después de la cirugía debido al dolor o incomodidad que se genera alrededor de las costillas.

- Existen otros posibles efectos secundarios. Su cirujano y el equipo quirúrgico dialogarán sobre los riesgos y beneficios quirúrgicos y anestésicos previos al procedimiento. Asegúrese de hacer todas las preguntas que tenga.

Consejos para recuperarse de la cirugía – Perspectiva de un paciente

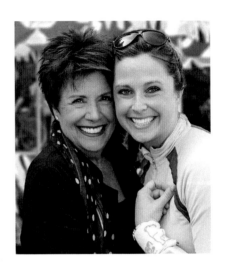

Después de cualquier cirugía para el cáncer de pulmón, puede tener efectos secundarios. Lo sé porque yo he pasado por lo mismo. Su equipo podrá decirle muchas cosas que puede hacer para recuperarse después de la cirugía, pero existen otras cosas que solo un paciente puede compartir con usted. Algunas de las cosas que yo aprendí durante mi propio viaje y que pueden ayudarle a recuperarse del procedimiento quirúrgico incluyen:

- Asegúrese de dialogar con su equipo antes del procedimiento para que sepa exactamente qué esperar después de que se haya realizado.
- Después de la cirugía de pulmón, el sitio de la incisión puede estar adolorido. Aplicarse una compresa fría durante 20 minutos por vez puede ayudarle a desinflamar el área quirúrgica. Hable con su cirujano para asegurarse de que esto es algo que puede hacer.
- Dormir con su cabeza y hombros elevados puede ayudar a sus pulmones a expandirse de manera más amplia para poder respirar mejor.
- A menos que su cirujano le indique no levantarse de la cama, asegúrese de sentarse en una silla varias veces al día y caminar un poco más cada día. A menos que su condición requiera no levantarse de la cama, es recomendable que se levante y se empiece a mover en cuanto le sea posible después de la cirugía para recuperarse más rápidamente.
- Durante el primer o segundo día después de la cirugía, debe tomar analgésicos de manera frecuente para que le sea más fácil movilizarse. Sin embargo, entre más rápido deje de tomar analgésicos más rápido recuperará la energía.

- Coma pequeñas porciones más a menudo. Estas pequeñas comidas le darán la energía durante el día sin tener el estómago lleno ya que esto podría interferir con su respiración. Al comer pequeñas porciones más frecuentemente, asegúrese de tomar también cantidades abundantes de líquidos.

- Acuda a todas las citas programadas con su equipo de atención médica e infórmeles de cualquier síntoma que considere que no es normal después de la cirugía.

La información presentada en *Un recorrido por el cáncer de pulmón - 360° de esperanza* no se ha creado como sustituto del consejo que le da su proveedor de atención médica. Le recomendamos seguir las instrucciones que su equipo de atención médica le proporcione. Comuníquese con su médico en caso de cualquier pregunta o inquietud.

QUIMIOTERAPIA PARA EL TRATAMIENTO DEL CPCNP

La quimioterapia se puede utilizar para el tratamiento tanto del CPCNP como del CPCP en estadios del I al IV, ya sea en su fase limitada o si se ha expandido.

¿Cuándo se utiliza la quimioterapia para tratar el cáncer de pulmón?

Su oncólogo puede utilizar la quimioterapia para destruir o controlar el crecimiento del cáncer en su cuerpo. La quimioterapia es un tratamiento para el cáncer que utiliza medicamentos orales en forma de tabletas o intravenosos (se canaliza una vena o se inyecta a través de un puerto colocado en su pared torácica) para detener el crecimiento de las células cancerosas ya sea matándolas o deteniendo su crecimiento. Su oncólogo también puede llamar a la quimioterapia como terapia sistémica ya que circula a través de todo el cuerpo. Si usted recibe quimioterapia, su oncólogo puede recetarle solo uno de estos medicamentos. La mayoría de las veces, su oncólogo le recetará la quimioterapia con algún tipo de combinación de estos fármacos. Cuando recibe diversos fármacos quimioterapéuticos diferentes, a esta combinación se le llama *régimen quimioterapéutico*.

Preguntas que puede hacer a su médico con respecto a la quimioterapia:

- ¿Utilizaré un solo fármaco o una combinación de fármacos?
- ¿Cuáles son los beneficios de la quimioterapia?
- ¿Cuándo iniciará mi tratamiento y cuánto tiempo durará?
- ¿Qué tan seguido voy a recibir la quimioterapia?
- ¿A donde me dirijo para recibir tratamiento?
- ¿Necesitaré ayuda de alguien para ir a casa después de la quimioterapia?
- ¿Cómo vamos a saber que el tratamiento está funcionando?
- ¿Cuáles son los efectos secundarios que debo de reportarle?
- ¿Puedo prevenir o tratar algunos de los efectos secundarios?
- ¿Tendré efectos secundarios después de completar el tratamiento?
- ¿Puedo tomar vitaminas mientras estoy recibiendo el tratamiento de quimioterapia?
- ¿Necesito comer ciertos alimentos o evitar algunos otros?

Su oncólogo determinará la dosis y horarios de su régimen quimioterapéutico basándose en el tipo, estadio y perfil molecular de su tumor. Usualmente, recibirá su quimioterapia en ciclos, con cada período de tratamiento seguido por un período de recuperación. Recibirá su primer régimen quimioterapéutico llamado tratamiento de primera línea. Si el tratamiento de primera línea no es eficaz, puede recibir otra combinación de agentes quimioterapéuticos llamada tratamiento de segunda línea. La Administración de Alimentos y Medicamentos (Food and Drug Administration - FDA) clasifica a los diferentes agentes quimioterapéuticos como tratamientos de primera o segunda línea. Esto quiere decir que se ha determinado que cada fármaco quimioterapéutico es tan eficaz como el tratamiento de primera o segunda línea.

En el CPCNP, los fármacos quimioterapéuticos se pueden utilizar como *terapia neoadyuvante*, que es un tratamiento que se realiza <u>antes</u> de la cirugía. Su oncólogo puede recetar esta terapia neoadyuvante para reducir el tamaño del tumor y así poder realizar la cirugía de manera más fácil y efectiva. Los tratamientos quimioterapéuticos neoadyuvantes, usualmente se utilizan en el cáncer en estadio IIIA. Su médico utilizará estos fármacos antes de la cirugía para matar todas las células cancerosas presentes en los ganglios linfáticos de su tórax. Después de la quimioterapia, se realizará la cirugía y posterior a esta podría necesitarse más quimioterapia. En algunas ocasiones, su oncólogo puede recetarle radioterapia después de la cirugía y de la quimioterapia.

Los fármacos quimioterapéuticos pueden utilizarse como *terapia adyuvante*. La terapia adyuvante es cualquier terapia iniciada <u>después</u> de la cirugía. Su oncólogo puede recetarle una terapia adyuvante para matar todas las células cancerosas que no se hayan podido eliminar con la cirugía o que se hayan desprendido del tumor primario.

> *"Una cantidad importante de ensayos clínicos han demostrado una mejoría estadísticamente significativa en los resultados al utilizar por lo menos dos fármacos (dobletes) para el tratamiento adyuvante en las enfermedades en estadios IB, II y III al igual que en la terapia de primera línea para la enfermedad en estadio IV."* —Shane Dormady, MD, PhD

Es posible que su cirujano no pueda retirar todo el carcinoma pulmonar de células no pequeñas a través de la cirugía en particular en los estadios más avanzados. En estos casos, su oncólogo probablemente le recete quimioterapia para tratar de destruir las células cancerosas o para controlar el crecimiento del tumor. Se pueden utilizar diversos regímenes quimioterapéuticos para tratar el carcinoma pulmonar de células no pequeñas. Estos se utilizan usualmente para los estadios III y IV del CPCNP. Para obtener más información con respecto a los tratamientos para el CPCP, consulte el capítulo Tratamientos - Cáncer Pulmonar de Células Pequeñas.

Si se obtiene una buena respuesta después del tratamiento de primera línea, su oncólogo puede recetarle una *terapia de mantenimiento*. Existen dos tipos de terapias de mantenimiento: terapia de mantenimiento de continuación y terapia de mantenimiento de cambio. *Terapia de mantenimiento de continuación* significa que su oncólogo continuará utilizando por lo menos uno de los fármacos quimioterapéuticos que recibió durante el tratamiento de primera línea. *Terapia de mantenimiento de cambio* significa que su oncólogo le recetará un fármaco quimioterapéutico diferente (uno que no fue parte de su tratamiento de primera línea).

¿Qué tipos de quimioterapia se pueden utilizar para tratarme?

Su oncólogo puede recetarle uno o más fármacos quimioterapéuticos que recibirá a través de su vena (IV o intravenoso) o por vía oral en forma de tableta. Si su tratamiento requiere aplicar el fármaco por vía intravenosa, recibirá estos medicamentos en el hospital o en su centro oncológico de infusión. Si su tratamiento requiere medicamentos por vía oral, usted podrá tomarlos en su casa.

¿Qué fármacos o quimioterapias específicas están aprobadas por la FDA para el tratamiento del CPCNP?

Entendemos que la siguiente lista puede ser abrumadora. Es importante comprender que para tratar el CPCNP, la quimioterapia basada en el platino es la base de la "receta" y que su médico agregará otro medicamento diferente al basado en platino para su terapia de primera línea (por ejemplo, Alimta®, Taxol®, o Gemzar®). Conforme se avance a una terapia de segunda, tercera o cuarta línea, algunos de estos medicamentos se utilizarán uno a la vez.

Aprobado para	Nombre genérico	Nombre(s) comercial(es)
CPCNP	Alectinib	Alecensa® (Aprobado para pacientes con CPCNP metastásico reordenado con *ALK* que han progresado o que no toleran el crizotinib (Xalkori®)
CPCNP	Everolimus	Afinitor® (Aprobado para el tratamiento de pacientes adultos que tienen tumores neuroendocrinos no funcionales bien diferenciados, progresivos, de origen gastrointestinal o pulmonar, con enfermedad no resecable, localmente avanzada o metastásica)
CPCNP	Bevacizumab	Avastin® (Terapia dirigida utilizada en combinación con el carboplatino y paclitaxel)
CPCNP y CPCP	Carboplatino	Paraplat, Paraplatin®
CPCNP	Certinib	Zykadia® (Terapia dirigida para aquellos con fusión de gen *EML4-ALK*)
CPCNP	Cetuximab	Erbitux® (Terapia dirigida aprobada para ser utilizada en otros tipos de cáncer pero que se utiliza en ensayos clínicos en pacientes con CPCNP)
CPCNP y CPCP	Cisplatino	Platinol®, Platinol A-Q
CPCNP	Crizotinib	Xalkori® (Terapia dirigida para aquellos con con fusión de gen *EML4-ALK* y para los que son *ROS1*-positivos)
CPCNP y CPCP	Docetaxel	Taxotere® (Aprobado para ser utilizado en combinación con cisplatino o carboplatino para el CPCNP)
CPCNP	Clorhidrato de erlotinib	Tarceva® (Terapia dirigida para aquellos con mutación de *EGFR*)
CPCNP y CPCP	Etopósido	Toposar®, VePesid®
CPCNP	Gefitinib	Iressa™ (Terapia dirigida para aquellos con mutación de *EGFR*)
CPCNP y CPCP	Clorhidrato de gemcitabina	Gemzar® (Aprobado para ser utilizado en combinación con cisplatino o carboplatino para el CPCNP)

Aprobado para	Nombre genérico	Nombre(s) comercial(es)
CPCNP	Gilotrif	Afatinib® (Terapia dirigida para aquellos con mutación de *EGFR*)
CPCNP y CPCP	Ifosfamida	Ifex®
CPCNP	Irinotecán	Camptosar®, CPT-11
CPCNP	NAB-Paxlitaxel	Abraxane® (Aprobado para su uso combinado con carboplatino)
CPCNP	Metotrexato	Abitrexate, Folex®, Folex PFS, Methotrexate LPF, Mexate®, Mexate A-Q
CPCNP	Necitumumab	Portrazza™ (Aprobado para el tratamiento de pacientes con CPCNP escamoso metastásico avanzado a quienes no se les ha proporcionado tratamiento para el cáncer pulmonar avanzado)
CPCNP	Nivolumab	Opdivo® (Primera inmunoterapia dirigida al cáncer pulmonar)
CPCNP	Osimertinib	Tagrisso™ (Aprobado para pacientes cuya enfermedad ha progresado durante terapias dirigidas a *EGFR*)
CPCNP	Pembrolizumab	Keytruda® (Aprobado para el uso en pacientes con CPCNP metastásico avanzado cuya enfermedad ha avanzado después de realizar otros tratamientos (quimioterapia o terapia dirigida) y cuyos tumores expresan la proteína PDL1
CPCNP	Pemetrexed disódico	Alimta® (Aprobado para ser utilizado en combinación con cisplatino o carboplatinopara el CPCNP)
CPCNP	Ramucirumab	Cyramza® (Aprobado para su uso combinado con docetaxel para tratar el CPCNP)
CPCNP y CPCP	Clorhidrato de topotecán	Hycamtin®
CPCNP y CPCP	Vinblastina	Velban™
CPCNP	Vinorelbina	Navelbine® (Aprobado para su uso individual o en combinación con cisplatino)

Ventajas de los tratamientos quimioterapéuticos:

- Pueden curar el cáncer
- Pueden disminuir el crecimiento del cáncer
- Pueden evitar que el cáncer se propague
- Pueden matar las células cancerosas que se hayan propagado a otras partes del cuerpo a partir del tumor primario
- Pueden reducir el tamaño del tumor antes de la cirugía
- Pueden destruir cualquier célula cancerosa que haya quedado rezagada después de la cirugía o la radiación
- Pueden mejorar la sintomatología causada por el cáncer

Desventajas de los tratamientos quimioterapéuticos:

- Pueden no ser eficaces
- Pueden necesitar más de un régimen quimioterapéutico
- Efectos secundarios de los fármacos quimioterapéuticos

Qué debe esperar con su régimen quimioterapéutico:

- Si su plan de tratamiento consiste en varios agentes quimioterapéuticos administrados por vía intravenosa, su oncólogo puede recomendarle la colocación de un sitio intravenoso permanente o puerto que se coloca por debajo de su piel cerca de su clavícula. Este puerto facilita el acceso a su torrente sanguíneo a la vez que se protegen las venas de sus brazos.
- A menos que desarrolle complicaciones que requieran hospitalización, su equipo probablemente le proporcione sus tratamientos IV de manera ambulatoria, ya sea en el hospital o en un centro oncológico.
- Si su quimioterapia es por vía oral a través de una tableta, su oncólogo le dirá cómo y en qué momento tomarla. Podrá tomar las tabletas en casa.

Posibles efectos secundarios de la quimioterapia:

Los efectos secundarios de la quimioterapia dependerán del tipo y de la duración del tratamiento al igual que la reacción particular de su propio cuerpo a los fármacos quimioterapéuticos. Aunque esta no es una lista exhaustiva, puede experimentar algunos de los siguientes síntomas:

- Fatiga
- Sentirse débil o con pérdida de fuerza
- Náuseas y vómito
- Pérdida del cabello
- Disminución de los leucocitos que incrementa las posibilidades de infección
- Disminución de los eritrocitos que incrementa las posibilidades de anemia
- Cambios en la piel y las uñas
- Neuropatía periférica (cosquilleo, ardor, debilidad o adormecimiento en sus pies y/o manos)

Posibles efectos a largo plazo de la quimioterapia:

- Menopausia
- Infertilidad
- Daño a su corazón o pulmones
- Enfermedad ósea (huesos frágiles/necrosis ósea)

RADIOTERAPIA PARA EL TRATAMIENTO DEL CÁNCER DE PULMÓN

¿Cuándo se usa la radioterapia para tratar el cáncer de pulmón?

Su oncólogo puede recetarle radioterapia tradicional como parte de su plan de tratamiento. La radioterapia es un tratamiento para el cáncer que utiliza rayos X de alta energía para destruir los tumores cancerígenos. Debido a que la radioterapia se enfoca directamente en el tumor, podría escuchar que se refieren a ella como terapia local a diferencia de la quimioterapia que circula través de todo el cuerpo, a esta se le llama terapia sistémica. Los expertos en cáncer clasifican a la radioterapia como una terapia local ya que se enfoca directamente en el tumor.

Preguntas que puede hacer a su médico con respeto a las radioterapias:

- ¿Cuál es la probabilidad de que la radioterapia funcione en mi caso? Si funciona, ¿cuáles son las probabilidades de que mi cáncer regrese en el mismo lugar o en otros lugares?
- ¿Cuáles son las probabilidades de que el cáncer se propague si no me someto a la radioterapia?
- ¿De qué manera se administrará la radioterapia?
- ¿Cuántos tratamientos recibiré por semana y cuánto tiempo durarán?
- ¿Qué efectos secundarios debo esperar y cómo los voy a manejar?
- ¿Necesitaré otros tratamientos como quimioterapia, cirugía o terapia hormonal? De ser así, ¿cuándo empezaré a recibirlos y en qué orden?
- ¿Necesitaré una dieta especial durante o después de la radioterapia?
- ¿Puedo manejar yo solo hacia el centro de tratamiento y después de haberlo recibido? ¿Me recomienda llevar a un familiar o amigo?
- ¿Podré continuar con mis actividades normales durante la fase de tratamiento? De no ser así, ¿podré regresar a realizar mis actividades laborales, ejercicio aeróbico y actividad sexual?
- ¿Cómo puedo esperar sentirme durante el tratamiento y en las semanas posteriores a la radioterapia?
- ¿Qué síntomas o problemas le debo informar después de la radioterapia?
- Una vez completado mi tratamiento, ¿qué tan seguido deberé regresar a revisiones?

En algunas ocasiones, los tratamientos con radioterapia se pueden dar junto con la quimioterapia. A esto se le conoce como combinación o como terapia combinada. La terapia combinada puede generar más efectos secundarios que la radioterapia o la quimioterapia sola, pero puede ser más eficaz para destruir las células cancerosas.

¿Existen diferentes tipos de radioterapia?

Radioterapia de haz externo

El tipo más común de radioterapia para tratar el cáncer de pulmón es la "radioterapia de haz externo". Este tratamiento utiliza una máquina llamada acelerador lineal para tratar su cáncer de pulmón con fotones de alta energía o "rayos X". Los rayos X de alta energía se enfocan en el tumor y destruyen el ADN de las células cancerosas. La radioterapia de haz externo se puede utilizar para tratar los carcinomas de células pequeñas y de células no pequeñas en todos sus estadios.

Su oncólogo radiólogo hablará con usted sobre el tipo de tratamiento que se recomienda para su caso particular. Su radioterapia de haz externo usualmente durará entre 6 y 8 semanas. Los diferentes tipos de radioterapia de haz externo incluyen:

- **Radioterapia conformada tridimensional**
  Uno de los tipos más comunes de radioterapia de haz externo es la radioterapia conformada tridimensional (3DCRT). Este tipo de radioterapia es un proceso de tratamiento complicado que inicia con los rayos X que su oncólogo radiólogo utiliza para crear una imagen tridimensional del tumor y del tejido normal que lo rodea. Su equipo de atención médica utilizará estas imágenes tridimensionales para planear su tratamiento individual donde se emitirá radiación directamente sobre su tumor y las áreas de riesgo alrededor de este. Con la 3DCRT, su oncólogo radiólogo podrá utilizar múltiples rayos que se enfocarán directamente en su tumor, limitando así la cantidad de radiación que entrará en contacto con el tejido saludable a su alrededor.

- **Radioterapia de intensidad modulada (IMRT)**
  La radioterapia de intensidad modulada, más comúnmente llamada IMRT, es una forma avanzada de 3DCRT. Su oncólogo radiólogo utilizará un programa de software y un equipo especializado para enfocar "pequeños" rayos de radiación para tratar su tumor mientras se limita la exposición del tejido sano alrededor de este. Esto permite a su médico tratar aquellos tumores que en el pasado pudieron haberse considerado intratables debido su cercanía a órganos saludables.

- En algunos casos, pueden existir menos efectos secundarios que con los tratamientos de radioterapia convencionales. Los tiempos de tratamiento de cada sesión de IMRT pueden ser más largos que con otras técnicas ya que la preparación diaria es muy precisa y requiere múltiples mediciones.

- **Radioterapia guiada por imágenes (IGRT)**

  Uno de los problemas del tratamiento del cáncer de pulmón con radioterapia es que el tumor se mueve con los movimientos respiratorios. Con el rastreo de la radioterapia guiada por imagen (IGRT), el haz de radiación <u>solo</u> se enciende cuando el tumor está en su trayectoria. La IGRT es otro tratamiento que se enfoca en el tumor solamente limitando así la exposición del tejido sano que lo rodea.

- **Terapia de arco volumétrico (VMAT)**

  La terapia de arco volumétrico (VMAT) es la forma más avanzada de IMRT. Permite tratar el tumor mientras la máquina de radiación se mueve. Esto hace que su tratamiento pueda ser más rápido.

Radiocirugía

Otra manera de tratar el cáncer pulmonar es con la radiocirugía, también conocida como "radioterapia estereotáctica". En la radiocirugía no se utiliza un bisturí como en la cirugía convencional, en su lugar, se utilizan rayos de radiación precisos que se enfocan en una pequeña área que se trata con una dosis elevada de radiación.

Cuando se utiliza la radiocirugía para carcinomas de pulmón o de cualquier otra parte del cuerpo (con excepción de la cabeza), se le conoce como "radioterapia estereotáctica del cuerpo" o SBRT. La SBRT se puede realizar con un equipo de radiación tradicional o con un equipo especialmente diseñado para la radiocirugía. Se puede utilizar la SBRT en lugar de la cirugía tradicional en algunos pacientes con la enfermedad en estadios iniciales a los cuales no se les puede hacer una cirugía o deciden no hacerla. En estudios nuevos publicados en el 2011, se mostró que la radiocirugía es tan buena como la cirugía tradicional o mejor, en algunos pacientes en estadio I.[12,13]

Un plan de tratamiento con radiocirugía puede tomar de 1 a 5 intervenciones en comparación con las 6 o 7 semanas de duración de otros tratamientos con haz externo. Cada tratamiento con SBRT pueden tener una duración de varias horas.

Qué esperar de la radioterapia

La radioterapia con haz externo se da usualmente una vez por día, de lunes a viernes, durante 6 a 8 semanas. Durante el tratamiento, estará acostado sobre una mesa y la máquina se moverá a su alrededor. Escuchará que la máquina emite algunos ruidos, pero el tratamiento en sí es indoloro, similar a realizarse un radiografía dental o de su pecho. Para asegurarse de que se encuentre en la posición correcta, su técnico radiólogo puede colocarle algunos pequeños puntos en su piel (similar a los tatuajes temporales) para poder enfocar el rayo en la misma posición exacta cada vez que reciba su tratamiento. Se le pedirá que se quede quieto durante 15 a 30 minutos dependiendo de la duración del tratamiento. Aunque cada tratamiento individual es indoloro, hay que tener en cuenta que cada día se le está aplicando una dosis de radiación que conlleva posibles efectos secundarios que pueden aparecer a lo largo del tratamiento:

- Su piel se puede ver y sentir como si se hubiera quemado en el sol. Se le proporcionarán cremas e instrucciones sobre como tratarlo. Esto desaparecerá algunas semanas después de completar su tratamiento.
- Puede tener fatiga de leve a moderada después de las primeras semanas de tratamiento. La fatiga llegará a su punto máximo al final del tratamiento. Después de aproximadamente 4 a 8 semanas de concluido el tratamiento, se sentirá mucho mejor con respecto a su fatiga. La fatiga puede ser peor si está recibiendo una combinación de radioterapia y quimioterapia.
- Usualmente, su esófago se encuentra expuesto a la radiación al recibir tratamiento para su cáncer de pulmón.
- Esta exposición a la radiación puede dar lugar a dolor de garganta y dolor al tragar temporales, que usted puede notar por vez primera luego de tres a cuatro semanas del inicio de su tratamiento. Usted puede encontrar que los alimentos blandos o los líquidos son más fáciles de deglutir durante este tiempo, y su médico puede recetarle medicamentos para ayudar a disminuir las molestias. Su dolor de garganta y dificultad para tragar deben disminuir en el transcurso de dos a tres semanas después de haber concluido su tratamiento.

- Durante la radioterapia, puede desarrollar una tos temporal o cambios en su patrón respiratorio. Estas situaciones usualmente se manejan con medicamentos para la tos y en ocasiones con tratamientos a corto plazo con esteroides.

- La neumonitis por radiación es una neumonía ocasionada por la radioterapia. Esta complicación sucede en el 5 a 15% de los pacientes y usualmente sucede de 2 a 6 meses <u>después</u> de haber concluido su tratamiento.[14] Este es un efecto secundario de particular importancia, ya que si no es tratado

  Pídale a su oncólogo que le examine en busca de neumonitis por radiación en su cita de los 6 meses después de su radioterapia.

  puede ser grave. Si comienza a tener falta de aire, dolor de pecho al respirar, tos o presenta una fiebre de baja intensidad después de haber concluido su radioterapia, asegúrese de informar a su oncólogo sobre estos síntomas. Usualmente se diagnostica la neumonitis con una radiografía de tórax y se trata con esteroides. Con el tratamiento adecuado, probablemente no tendrá problemas a largo plazo.

- La fibrosis por radiación es un tipo de cicatriz en el pulmón que se genera después de la radioterapia. La cantidad de fibrosis depende de cuánto se tuvo que tratar el tejido normal de su pulmón y la dosis de radiación que recibió. Dependiendo en la gravedad de la fibrosis, esta puede generar falta de aire y tos. En caso de presentar fibrosis, su oncólogo puede solicitarle utilizar oxígeno complementario.

Ventajas de la radioterapia

- Puede curar el cáncer
- Puede utilizarse para reducir el tamaño de los tumores, aliviar el dolor y para poder realizar la cirugía
- Puede utilizarse como terapia dirigida para reducir la cantidad de tiempo que se requiere de radioterapia y no dañar el tejido sano.

Desventajas de la radioterapia

- Los efectos secundarios son como los antes listados
- A menos que se someta a una radiocirugía, puede pasar tiempo en citas diarias durante varias semanas.

Metástasis cerebrales

La radioterapia comúnmente se utiliza para tratar las metástasis del cáncer pulmonar al cerebro. En algunos casos, la radioterapia se utiliza para tratar de prevenir las metástasis al cerebro en aquellas personas que corren alto riego de desarrollarlas.

La **radioterapia de haz externo** se utiliza para tratar a todo el cerebro. La radioterapia total de cerebro estándar se usa para tumores que pueden observarse, así como para células anormales que solo pueden verse por medio de un microscopio. Su oncólogo radiólogo le recetará tratamientos de 2 a 4 semanas de duración. La radioterapia total de cerebro puede dar lugar a déficits de memoria y cognitivos, a menos que se use radioterapia de todo el cerebro con técnica para evitar el hipocampo en lugar de radioterapia total de cerebro estándar. El evitar la aplicación de la dosis de radiación al hipocampo minimiza los déficits de memoria y cognitivos.

La **radiocirugía** es un tratamiento dirigido que se enfoca solamente a tumores visibles. Típicamente, pueden tratarse tumores de hasta 3 a 4 cm. Hay diversas maneras de tratar metástasis cerebrales con dispositivos de radiocirugía disponibles comercialmente, entre ellos está el tratamiento basado en acelerador lineal, Gamma Knife®, Cyberknife®, Novalis y TrueBeam™. En todos estos tratamientos se usan haces de rayos X precisos para dirigir una dosis elevada de radiación a los tumores, y no hay datos sobre resultados clínicos que favorezcan uno sobre otro.

En ocasiones, se puede utilizar la radiocirugía en combinación con la radioterapia cerebral total para tratar las metástasis cerebrales. Esta combinación puede funcionar bien, ya que la radioterapia cerebral total trata la parte microscópica de la enfermedad con una dosis baja de radiación y la radiocirugía puede aplicar una dosis elevada directamente sobre los tumores visibles.

Los efectos secundarios de la radiación del cerebro varían dependiendo del tipo de tratamiento, pero pueden incluir fatiga, debilidad, pérdida de pelo, y efectos neurológicos, entre ellos pérdida de memoria y problemas de lenguaje.

Es muy importante comprender sus opciones de tratamiento para las metástasis al cerebro. Pregúntele a su médico qué régimen de tratamiento se encuentra disponible y es más apropiado para su caso.

Radioterapias nuevas y experimentales para tratar el cáncer de pulmón

Braquiterapia

La braquiterapia es la administración de radioterapia a través del uso de semillas radioactivas. Estas semillas se pueden colocar en el área indicada y dejarse durante una cantidad de tiempo determinado, o se pueden dejar en esa región de manera permanente. A diferencia de la radiación con haz externo, en la braquiterapia se suministra radiación desde dentro del cuerpo.

Braquiterapia de alta tasa de dosis (HDR)

En el tratamiento de braquiterapia HDR, su neumólogo coloca una semilla radioactiva de dosis elevada en el tumor pulmonar utilizando un pequeño catéter a través de un broncoscopio. La semilla se deja de manera temporal y se retira posteriormente.

Braquiterapia permanente (Mesh)

En este tipo de braquiterapia se usan semillas de radiación permanentes (llamadas mesh) que, después de la extirpación quirúrgica de un cáncer de pulmón, se colocan sobre el área donde había estado el tumor. La braquiterapia con malla suministra una dosis de radiación precisa, y disminuye el riesgo de recurrencia.

Electroporación con NanoKnife

El sistema de electroporación irreversible con NanoKnife® (IRE) es un tratamiento en el que se usa energía eléctrica para destruir tumores de tejidos blandos. Se colocan sondas en el tumor, y a continuación se envían impulsos eléctricos cortos a través de las sondas.

TERAPIA PULMONAR

La neumología intervencionista es una especialidad dentro de la medicina pulmonar, que se centra en el tratamiento de cáncer de pulmón y otras enfermedades de las vías respiratorias, efectuado por un médico especializado en medicina pulmonar, que tiene adiestramiento avanzado adicional en técnicas de mínima invasión, y participará con su equipo en el diagnóstico, la estadificación y el tratamiento de cáncer de pulmón. Un neumólogo por lo general efectuará cualquier número de procedimientos que ayudarán a su oncólogo, cirujano torácico u oncólogo especializado en radioterapia, desde procedimientos de biopsia hasta tratamiento o manejo de síntomas.

Las ventajas de la terapia pulmonar intervencionista son (1) procedimiento menos invasivo, (2) biopsias y suministro de tratamiento más precisos, y (3) tiempo de recuperación disminuido. Su neumólogo le explicará los riesgos y beneficios de cada procedimiento.

Procedimientos de biopsia

Procedimiento de Broncoscopia de Navegación Electromagnética™: también conocidos como procedimientos de ENB™, los procedimientos de Broncoscopia de Navegación Electromagnética™ son efectuados por un neumólogo o cirujano torácico. Los procedimientos ENB™ son métodos de mínima invasión para obtener acceso a áreas del pulmón difíciles de alcanzar con el fin de ayudar en el diagnóstico de las enfermedades pulmonares.

La tecnología LungGPS™ de Covidien que se utiliza en el sistema de navegación superDimension™ es una técnica moderna y probada. Pregunte a su médico si la ENB™ es adecuada para usted. Visite el capítulo "Nuestros generosos patrocinadores" de esta guía para obtener más información sobre la tecnología de Covidien.

Utilizando las imágenes de su tomografía computarizada, el sistema de navegación superDimension™ con tecnología LungGPS™ de Covidien genera un mapa de sus pulmones, algo similar a lo que hace un GPS (Global Positioning System) en un automóvil. Ese mapa guía a su médico por las vías respiratorias de sus pulmones hasta el nódulo. Su médico insertará un broncoscopio a través de su boca o nariz hasta llegar a sus pulmones. Una vez colocado el broncoscopio en su lugar, podrá navegar a través de sus vías respiratorias hasta llegar al nódulo pulmonar. Utilizando pequeños instrumentos, su médico tomará una muestra de su nódulo para realizar análisis. En algunos casos, se pueden colocar pequeños marcadores cerca del nódulo pulmonar que el médico puede utilizar como guía para proporcionar tratamiento o terapia de seguimiento.

A diferencia de la broncoscopia tradicional, el equipo que se utiliza para la ENB genera un mapa guiado por imágenes en tiempo real para que sus médicos puedan tener acceso a las áreas más profundas de sus pulmones. Esto les permite ver los nódulos y tumores a los cuales no pudieran tener acceso a través de la broncoscopia tradicional. De esta manera se hacen innecesarias las técnicas más invasivas y cirugías exploratorias. Esta tecnología puede ser adecuada para usted si:

- No se puede someter a procedimientos más agresivos
- Tiene múltiples tumores
- Desea un diagnóstico y/o estadificación antes de someterse a una cirugía
- Puede ser candidato para una radiocirugía estereotáctica para la colocación de un marcador de referencia en el momento de la biopsia
- Desea obtener tejido pulmonar adicional para las pruebas genéticas

Ultrasonido endobronquial (EBUS) y Ultrasonido con sonda radial (REBUS)
Con el EBUS o el REBUS, su neumólogo utiliza un broncoscopio equipado con un ultrasonido. Su médico puede utilizar esta técnica para realizar biopsias de múltiples lesiones. El procedimiento es mucho más preciso y el riesgo de perforar un vaso sanguíneo es mínimo, ya que el neumólogo puede observar cuando la aguja ingresa al tumor. Su médico puede usar esta técnica para obtener biopsias de ganglios linfáticos en la parte media del tórax (EBUS) o en áreas periféricas del pulmón (REBUS).

Imagen médica de banda estrecha

La imagen médica de banda estrecha utiliza una luz especializada a longitudes de onda específicas para detectar la presencia de vasos anormales en las vías respiratorias. La presencia de estos vasos anormales puede indicar crecimiento tumoral. Al utilizar estos vasos anormales como guía, el neumólogo puede orientarse para hacer la biopsia durante la broncoscopia. Aunque no ha sido completamente validado por datos científicos, esta técnica puede utilizarse como herramienta complementaria en algunos programas.

Tratamientos y manejo de síntomas

Coagulación con plasma de argón (APC)

Al realizar un procedimiento APC, su neumólogo utilizará esta tecnología para destruir tumores o detener sangrados. Al usar APC, su neumólogo usará un chorro de gas argón para aplicar calor a áreas específicas sin tener que hacer contacto directo con el área en cuestión. Gracias a esto, su neumólogo puede tratar un área más amplia, lo cual se traduce en una reducción del tiempo del procedimiento.

Criocirugía, láser

Con la ayuda de un broncoscopio su neumólogo puede utilizar la crioterapia para destruir los tumores de las vías respiratorias al congelar el tejido. El neumólogo aplicará una sonda congelada sobre la totalidad de la superficie del tumor.

Este procedimiento a menudo se utiliza junto con la coagulación con plasma de argón para abrir las vías aéreas que hayan sido obstruidas por tumores o por el tejido cicatrizal que se forma como parte del proceso de curación.

Colocación de referencia para radioterapia estereotáctica de cuerpo (SBRT)

Algunos tumores no se pueden tratar por medio de cirugía tradicional, pero pueden responder de manera eficaz a la radiocirugía estereotáctica. Para garantizar que la colocación del SBRT sea en la ubicación exacta del tumor, los marcadores de referencia SuperLock™ de Covidien se colocan dentro o alrededor del tumor. Estos marcadores se pueden colocar al mismo tiempo en que se realiza la biopsia a través de su ENB™, utilizando el sistema superDimension™ de Covidien. Un marcador de referencia es simplemente una pequeña semilla de oro o un alambre de platino que se coloca alrededor del tumor y que funciona como punto de referencia radiológico.

> La tecnología LungGPS™ de Covidien que se utiliza en el sistema de navegación superDimension™ es una técnica moderna y probada. Pregunte a su médico si la ENB™ es un procedimiento adecuado para la colocación de marcadores en su caso. Consulte el capítulo "Nuestros generosos patrocinadores" de esta guía para obtener más información sobre la tecnología de Covidien.

Braquiterapia de alta tasa de dosis (HDR) también conocida como Braquiterapia guiada por imagen (IGBT)

Utilizando algún tipo de equipo radiológico, su neumólogo colocará un catéter en el tumor del pulmón para administrar una dosis alta de radiación al pasar semillas radioactivas a través del catéter. Esta técnica minimiza el daño al tejido pulmonar y suministra una dosis elevada de radiación al tumor. Como resultado, se destruyen más células cancerosas.

Stents en las vías respiratorias

Los endoprótesis (stent) para las vías respiratorias son pequeños tubos expandibles que su neumólogo puede utilizar para abrir los bronquios (vías respiratorias) que se encuentren ocluidos o disminuidos de calibre debido a la presencia de un tumor o tejido cicatrizal. Algunos endoprótesis con cubierta también se pueden utilizar para evitar que el cáncer vuelva a crecer dentro de las vías respiratorias y comprometa la función pulmonar.

Pleuroscopia

Cuando se realiza una laparoscopia en el tórax, a este procedimiento se le llama pleuroscopia o toracoscopia médica. Después de realizar una pequeña incisión, el neumólogo introduce un pequeño instrumento con una cámara dentro de la cavidad torácica que le permite realizar procedimientos de diagnóstico y terapéuticos dentro del tórax.

Broncoplastia con balón

La broncoplastia con balón es una técnica que su neumólogo puede utilizar para abrir una vía respiratoria estrecha. Es una técnica muy similar a la que se utiliza para abrir las arterias coronarias durante una angioplastia. La broncoplastia es particularmente útil cuando las vías respiratorias están estrechas debido a la presencia de tejido cicatrizal como sucede después de una traqueotomía. Dependiendo de dónde se localice el punto estrecho, la dilatación (o ensanchamiento) de las vías respiratorias se puede realizar utilizando un broncoscopio rígido o flexible. También se puede realizar antes de la colocación de un stent.

OTRAS OPCIONES DE TRATAMIENTO

Terapia fotodinámica (PDT)

La terapia fotodinámica es un tratamiento para el cáncer que utiliza un fármaco denominado fotosensibilizador o porfímero de sodio (nombre comercial Photofrin®) y un cierto tipo de luz para matar las células cancerosas. Después de inyectarlo en la vena, el fármaco fotosensibilizador se expone a una luz con cierta longitud de onda para activarlo. La activación del fotosensibilizador produce cierto tipo de oxígeno que mata al tumor y a las células circundantes o a los vasos sanguíneos que nutren al tumor. El fotosensibilizador también puede activar su sistema inmune para destruir las células tumorales.

Usualmente, la PDT solamente se usa en tumores pequeños ya que la luz que se utiliza no puede pasar a través de tumores de mayor tamaño. Su médico puede utilizar la PDT para aliviar los síntomas del cáncer pulmonar de células no pequeñas que esté obstruyendo sus vías respiratorias. Para hacer esto, su médico utilizará el broncoscopio para irradiar la luz sobre el tumor. Su médico puede utilizar la terapia fotodinámica en conjunto con otras terapias como la quimioterapia y/o radioterapia.

La PDT solo se realiza en un grupo selecto de centros académicos en los Estados Unidos. Generalmente, este procedimiento es realizado por el neumólogo o radiólogo intervencionista, aunque en ocasiones también lo puede realizar un cirujano certificado.

La Administración de Alimentos y Medicamentos (FDA) ha aprobado la PDT como tratamiento para el cáncer pulmonar de células no pequeñas cuando el tumor no puede ser tratado con otras opciones terapéuticas. La FDA también aprobó la PDT para el alivio de síntomas causados por estos tumores cuando obstruyen las vías respiratorias a nivel pulmonar.

Ventajas de la PDT:

- Causa poco daño al tejido saludable
- Es menos invasivo que la cirugía para extirpar tumores
- Se puede realizar de manera ambulatoria
- Proporciona una terapia dirigida directamente sobre el tumor

Desventajas de la PDT:

- No permite tratar tumores muy grandes o tumores en cavidades corporales, porque la luz que se utiliza en la PDT solo puede pasar a través de una pequeña cantidad de tejido
- Generalmente la PDT no se puede utilizar en tumores que se hayan metastatizado o propagado a otras regiones.

Qué esperar con la PDT:

- Usualmente la PDT se realiza de manera ambulatoria o con una mínima hospitalización
- Un miembro de su equipo le inyectará el fármaco fotosensibilizador 24 a 72 horas antes del procedimiento
- Todas las células absorben el fármaco, pero permanece más tiempo en las células cancerosas que en las células normales
- Una vez que el fármaco fotosensibilizador haya abandonado la mayoría de las células normales, el tumor quedará expuesto a la luz especial que activará al fármaco para matar a las células tumorales.

Efectos secundarios de la PDT:

- El porfímero de sodio puede hacer que su piel y ojos se vuelvan sensibles a la luz durante alrededor de 6 semanas después de la inyección. Deberá evitar exponerse directamente a la luz solar durante el tiempo que dure su tratamiento.
- El tratamiento puede causar quemaduras, inflamación, dolor y fibrosis en el tejido que puede estar sano.
- La PDT puede causar efectos secundarios temporales como tos, dificultad para deglutir, dolor estomacal, dolor al respirar o falta de aire.

Para obtener más información sobre la terapia fotodinámica para el cáncer, visite la página web del National Cancer Institute en http://www.cancer.gov/cancertopics/factsheet/Therapy/photodynamic.

Terapia con vacunas

Actualmente se están realizando investigaciones y ensayos clínicos en los Estados Unidos sobre el uso de "vacunas para el cáncer de pulmón". En este tratamiento, la vacuna se usa para estimular la producción de anticuerpos. Los anticuerpos producidos por su sistema inmune se enfocan en atacar y destruir las células cancerosas. Consulte el capítulo "Ensayos clínicos" para obtener más información sobre cómo encontrar ensayos clínicos en su área.

RESUMEN DE OPCIONES DE TRATAMIENTO PARA EL CPCNP: ESTADIOS I, II, III, Y IV

A continuación se muestra un resumen de las opciones de tratamiento para las personas diagnosticadas con CPCNP.

Estadio 0: el cáncer pulmonar en estadio 0 es aquel que se encuentra en la superficie de sus vías respiratorias. La mayoría de los carcinomas se diagnostican en etapas más tardías. Los pacientes con cáncer pulmonar en estadio 0 usualmente son descubiertos a través de la citología del esputo. Si se le diagnostica cáncer de pulmón en etapa 0, probablemente se debe a que usted participó en un ensayo de pruebas de detección de enfermedades pulmonares, o porque se considera que usted es de alto riesgo. Al cáncer en estadio 0 también se le conoce como carcinoma in situ.

Los *carcinomas in situ* son tumores que se localizan en solo unas cuantas capas celulares. Estos tumores todavía no han crecido (o metastatizado) fuera de la superficie de sus vías respiratorias. Sin embargo, pueden progresar a cáncer invasivo. Los tratamientos estándar pueden incluir la resección quirúrgica usualmente a través de la segmentectomía o resección en cuña. La meta del tratamiento es retirar la menor cantidad de tejido normal posible. Ocasionalmente, si el tumor se localiza más centralmente, su cirujano puede realizar una lobectomía.

Estadio I: si le diagnostican cáncer pulmonar en estadio I, esto quiere decir que su cáncer está localizado en uno de sus pulmones y que no se ha propagado a sus ganglios linfáticos o fuera de su tórax. La cirugía es usualmente la opción de tratamiento en esta etapa temprana. Tenga en cuenta que su oncólogo puede recomendar un enfoque con múltiples tratamientos en donde se pueden combinar dos o más tratamientos. Su equipo dialogará con usted con respecto al tipo de cirugía que recomiendan para usted y si será necesario agregar quimioterapia o radioterapia. Dialogue con su oncólogo con respecto a los riegos y beneficios de cada tratamiento.

La extirpación quirúrgica del cáncer se puede realizar a través de diversas técnicas en las cuales se incluyen: segmentectomía (retiro de una pequeña porción del pulmón), lobectomía (retiro de un lóbulo del pulmón) o la neumectomía (retiro de todo el pulmón). Al determinar el mejor tratamiento, su oncólogo tomará en cuenta su edad y estado de salud general al igual que la localización del cáncer. Su oncólogo o cirujano tratará de retirar la menor cantidad de pulmón posible para conservar la mayor cantidad de función pulmonar posible. Su oncólogo podrá determinar si usted es o no un candidato para el tratamiento quirúrgico basándose en su edad o problemas de salud concomitantes que pudieran hacer de la cirugía un procedimiento muy riesgoso. Si usted no es un buen candidato para la cirugía, su oncólogo dialogará con usted sobre las tecnologías de imagen médica más recientes tales como la tomografía por emisión de positrones (PET) que puede estadificar su cáncer de manera más precisa para poder utilizar la radiación.

La tasa de supervivencia a cinco años para el CPNCP en estadio I es de aproximadamente 60 al 80% con la cirugía.[15] Sin embargo, incluso en las etapas tempranas del carcinoma de pulmón, la células cancerosas pueden ya haberse propagado fuera del pulmón y no ser detectadas. Por lo tanto, su oncólogo puede recomendarle quimioterapia antes o después de la cirugía.

Estadio II: alrededor del 30% de los carcinomas pulmonares se diagnostican en este estadio.[16]

Un tumor en estadio II es aquel que se ha encontrado en un pulmón y que podría estar presente en los ganglios linfáticos del mismo lado del tórax, pero no en los ganglios linfáticos del mediastino. Si su edad y estado de salud general son las adecuadas, su oncólogo probablemente considerará a la cirugía como el mejor tratamiento de primera línea. Sin embargo, si se le ha diagnosticado un CPCNP en estadio II, puede requerir más de un tipo de terapia para aumentar la efectividad del tratamiento y prevenir la recurrencia.

Las opciones quirúrgicas para el estadio II suelen ser las mismas que para el estadio I. La cirugía es la opción de tratamiento ideal para los pacientes con CPCNP en estadio II. Se puede realizar una lobectomía, una neumonectomía, o una resección segemental, resección en cuña, o resección en manguito, según sea lo adecuado para el caso. Su oncólogo realizará una evaluación cuidadosa de su salud para determinar los riesgos y beneficios de la cirugía. Para los tumores de CPCNP en estadio II, la extirpación quirúrgica da como resultado que entre el 20 y 30% de los pacientes sigan vivos cinco años después de la cirugía sin que haya regresado el cáncer.[16]

Si se determina que no se pudieron retirar todas las células cancerosas durante la cirugía, su oncólogo puede recomendar quimioterapia y/o radioterapia como tratamiento adicional. Si su oncólogo determina que usted no es un candidato ideal para la cirugía, puede recomendar radioterapia estereotáctica de cuerpo (SBRT) para eliminar cualquier célula cancerosa remanente.

Estadio III: alrededor del 30% de los carcinomas pulmonares se diagnostican en los estadios IIIA o IIIB.[17]

Estadio IIIA: los tumores en estadio IIIA se han expandido a los ganglios linfáticos de la región de la tráquea por fuera del pulmón. Estos ganglios linfáticos pueden localizarse alrededor del diafragma o la pared torácica y estarán del mismo lado donde se localiza el tumor primario. Algunos tumores de CPCNP en estadio IIIA se pueden tratar con cirugía y otros no.

Si el tumor en estadio IIIA puede ser tratado con cirugía, su oncólogo puede recomendar una terapia adicional con quimioterapia, radioterapia o con la participación en un ensayo clínico de algún tratamiento nuevo. Debido a que todos los tumores son diferentes, su oncólogo y equipo decidirán cuáles son los tratamiento indicados para usted y en qué orden se deben realizar para ser más efectivos.

Si el tumor en estadio IIIA no puede ser tratado con cirugía, su oncólogo puede recomendar una terapia adicional con quimioterapia, radioterapia externa o interna o con la participación en un ensayo clínico de algún tratamiento nuevo. Debido a que todos los tumores son diferentes, su oncólogo y equipo decidirán cuáles son los tratamiento indicados para usted y en qué orden se deben realizar para ser más efectivos.

Estadio IIIB: un tumor en estadio IIIB es un carcinoma que se ha expandido a los ganglios linfáticos de su cuello o al pulmón opuesto de donde el cáncer inició. Es muy común que su oncólogo proporcione más de un tipo de tratamiento a pacientes con CPCNP en estadio IIIB. Como parte de su plan de tratamiento, se le puede recetar quimioterapia, radioterapia interna o externa, cirugía o participar en algún ensayo clínico. Los tiempos de cada tratamiento se basarán en su edad y estado de salud general.

Estadio IV: alrededor del 40% de los CPCNP son diagnosticados en este estadio.[18]

Si se le diagnostica con CPCNP en estadio IV, el cáncer se ha propagado a ambos pulmones o a partes más distantes de su cuerpo. El diagnóstico de un tumor en estadio IV debe incluir uno o más de los siguientes elementos:

- Existe por lo menos un tumor en cada pulmón;
- Se han encontrado células cancerosas en el líquido alrededor de los pulmones o del corazón;
- El cáncer se ha propagado a otras partes del cuerpo.

Una vez más, su plan de tratamiento individual será generado según su edad y estado de salud general. Las opciones de tratamiento para el CPCNP en estadio IV pueden incluir radioterapia, quimioterapia y terapia dirigida. La radioterapia se utiliza principalmente para controlar el dolor en lugar de intentar curar. Las opciones de tratamiento pueden incluir combinaciones de quimioterapia, inhibidores del *EGFR* si usted tiene una mutación de *EGFR* (consulte la sección Pruebas moleculares), radioterapia de haz externo. para tratar crecimiento de tumor local (consulte la sección Radioterapia), o braquiterapia si usted tiene tumores que obstruyen sus vías respiratorias (consulte la sección Radioterapia). Actualmente se están estudiando nuevos fármacos y combinaciones de tratamientos. Pueden existir ensayos clínicos disponibles para usted.

Complicaciones de la enfermedad en estadio IV

Metástasis a los hueso

Radiación paliativa

A menudo, los pacientes en estadio IV presentan tumores en sus huesos, también llamado metástasis a los huesos. En muchas ocasiones, estas metástasis a los huesos ocasionan dolor, disminución en la capacidad para moverse, anemia, fracturas óseas y en algunos casos, si se encuentran cerca de la columna, parálisis. El tratamiento para este tipo de tumores usualmente es la radioterapia durante varios días para aliviar el dolor y reducir el tamaño del tumor. La quimioterapia también puede reducir el tamaño de las metástasis a los huesos.

Huesos frágiles

La quimioterapia y las complicaciones del carcinoma pulmonar pueden generar huesos frágiles u osteoporosis. Su oncólogo le puede recetar uno de varios fármacos para disminuir el riesgo de presentar fragilidad osea. Pregúntele a su oncólogo si alguno de estos medicamentos puede ser adecuado para usted.

> Las infusiones mensuales de ácido zoledrónico (Zometa®) o las inyecciones subcutáneas de denosumab (Xgeva®) se usan en pacientes con metástasis en los huesos a fin de prevenir la formación de nuevas lesiones óseas, y para ayudar a curar las ya existentes.

Nota: antes de tomar alguno de estos medicamentos, su oncólogo puede recomendarle suplementos para mejorar sus concentraciones de calcio y vitamina D. Hable con su oncólogo acerca de realizarse procedimientos dentales antes de empezar a tomar cualquiera de los medicamentos para huesos frágiles, porque los fármacos normalmente administrados pueden causar degeneración del hueso de la mandíbula, lo cual da lugar a aflojamiento de dientes, hinchazón e infección de la mandíbula y de las encías, y pérdida de tejido de estas últimas. Asegúrese de informar a su dentista si está tomando (o comenzará a tomar) alguno de los medicamentos para la fragilidad de los huesos.

Síndrome de desgaste o *caquexia*

El síndrome de desgaste se refiere a la pérdida de masa corporal que no se puede revertir al comer adecuadamente. Este síndrome puede causar pérdida de peso, pérdida muscular (también llamada atrofia), fatiga y debilidad extrema y pérdida del apetito. Si usted desarrolla el síndrome de desgaste, es posible que no tolere tan bien los tratamientos, por lo que es importante que su equipo trate este síndrome de manera agresiva. Si desarrolla el síndrome de desgaste, su oncólogo puede recetarle esteroides. Existen algunos medicamentos disponibles en ensayos clínicos y en vías de desarrollo que pueden prevenir el síndrome de desgaste cuando se toman en conjunto con la quimioterapia de primera línea. Pregúntele a su médico si su participación en un ensayo clínico de este tipo puede ser de ayuda para usted.

Necesidad de oxígeno

Debido a múltiples razones, un paciente con carcinoma pulmonar puede necesitar oxígeno adicional: al volar, al visitar lugares localizados en altitudes elevadas, debido a síntomas asociados a la acumulación de líquido en los pulmones, la extirpación de parte de un pulmón o del pulmón completo o debido a otras complicaciones. Puede solicitar a su médico que le ordene un tanque de oxígeno para su uso en el hogar o para viajar.

Neumonía

El cáncer pulmonar puede, por diferentes motivos, debilitar su sistema inmune y ponerlo en riesgo de enfermarse neumonía. La neumonía es una infección del pulmón. Es importante acudir a su médico para una revisión si tiene tos persistente o si esta empeora, dolor de pecho, dificultad para respirar o fiebre. Puede ser necesario que permanezca en el hospital para recibir antibióticos por vía intravenosa (por la vena) o puede ser tratado en su hogar con antibióticos orales. La neumonía debe ser tratada para evitar problemas más graves de circulación o de respiración.

Líquido dentro o alrededor de sus pulmones o derrame pleural

Esta acumulación de líquido usualmente contiene células cancerosas. Causa tos y puede causar una falta de aire severa. Puede requerir que se le realice un procedimiento quirúrgico llamado *pleurodésis*, para básicamente "pegar" el pulmón a su membrana y así evitar que ocurra la acumulación de líquido. En este procedimiento se introduce un tubo en su pecho para aplicar químicos e inducir una cicatrización "pegando" de esta manera el pulmón a su membrana. El tubo debe permanecer en su lugar durante varios días hasta que el líquido se haya drenado completamente de su pulmón. Otra opción es insertar un catéter de drenaje (tubo) en su pecho y dejarlo alrededor de 30 días. Cada día, el paciente o proveedor de cuidados conecta el tubo a un aspirador para drenar todo el líquido que se haya acumulado. Cuando el tubo no se encuentra en uso, se le coloca una tapón. Esta es una buena opción para que los pacientes permanezcan en su hogar y continúen recibiendo su quimioterapia si es que está indicada.

Embolismo

El cáncer puede hacer que su sangre sea más espesa y de esta manera generar más fácilmente coágulos sanguíneos. Cuando un coágulo viaja a través del torrente sanguíneo y se aloja en un pulmón, a esto se le llama tromboembolia pulmonar. Esto es similar a un coágulo que se aloja en su pierna y genera una trombosis venosa profunda.

Los síntomas de un embolismo pulmonar incluyen falta de aire, dolor de pecho y tos con sangre. Los síntomas de la trombosis venosa profunda incluyen inflamación o dolor severo en su pierna. Ambas afecciones se pueden tratar una vez que se identifican, por lo que si experimenta alguno de estos síntomas, debe comunicarse con su oncólogo de inmediato para que pueda ser evaluado y se pueda iniciar el tratamiento.

TERAPIA DE PROTONES

La terapia de protones (también llamada terapia con haz de protones) es un tipo de radioterapia en la que se usan protones en lugar de rayos X para tratar el cáncer. Un protón es una partícula con carga positiva que forma parte del átomo, el cual es la unidad básica de todos los elementos químicos, como el hidrógeno o el oxígeno. Los protones pueden destruir las células cancerosas si son emitidos a alta energía.

Al igual que la radioterapia estándar con rayos X, la terapia de protones es un tipo de radioterapia de haz externo. Esta terapia administra radiación a través de la piel sin causar dolor desde un aparato que se encuentra fuera de su cuerpo. Sin embargo, los protones pueden ser dirigidos al tumor mientras se expone a dosis de radiación más bajas a los tejidos normales circundantes—alrededor de 60% más bajas, dependiendo de la localización del tumor.

La radioterapia tradicional puede dañar al tejido que se encuentra alrededor del tumor. Sin embargo, con la terapia de protones, la energía de los protones se puede enfocar de manera más precisa en el tumor, con lo cual el tejido sano circundante queda expuesto a una dosis más pequeña. Con el tratamiento habitual, los médicos pueden verse en la necesidad de reducir la dosis de radiación para limitar los efectos secundarios que se generan al afectar al tejido sano. A diferencia de esto, al utilizar la terapia con protones los médicos pueden seleccionar la dosis apropiada sabiendo de antemano que existirán menos efectos secundarios tempranos o tardíos debido la exposición del tejido sano.

En comparación con la radioterapia estándar, la terapia con protones cuenta con varios beneficios. Reduce el riesgo de dañar el tejido sano por exposición a la radiación; puede permitir el uso de dosis más elevadas de radiación dirigidas a ciertos tipos de tumores, evitando así que el tumor crezca o se propague, lo cual implica una menor cantidad de efectos secundarios o de menor gravedad (tales como bajos conteos de células sanguíneas, fatiga y náusea) durante y después del tratamiento.

(Fuente: Cancer.net)

*Cuando se le diagnostica cáncer, las armas
más importantes que puede procurarse
son el conocimiento y la educación.
La Fundación Bonnie J. Addario del Cáncer
de Pulmón proporciona las herramientas
para que se arme a sí mismo, por medio
del Manual para la Educación del Paciente,
el sitio web, y el apoyo en persona por
parte del personal. La fundación ha sido
un elemento de cambio para mí.*

—Jim Brown, *sobreviviente*

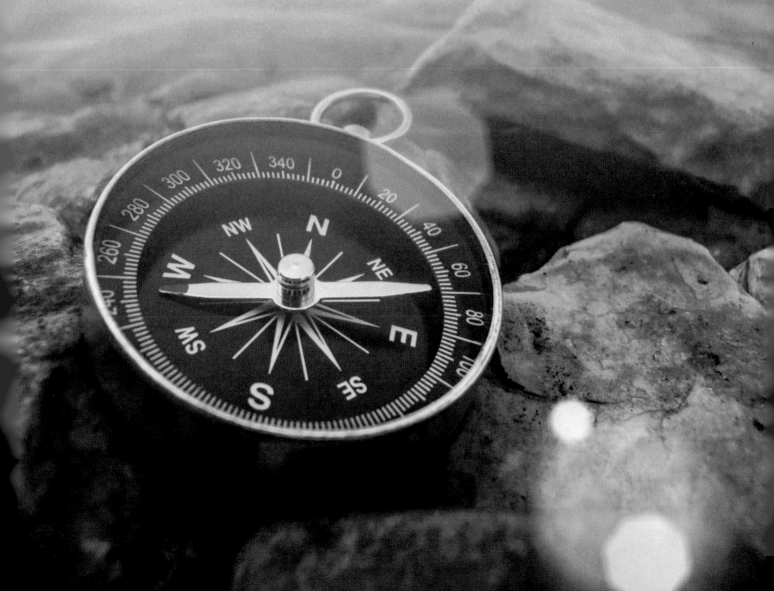

TERAPIAS DIRIGIDAS

Se me diagnóstico cáncer de pulmón en estadio IV en 2012, cuando tenía 28 años de edad. Mi estado actual es SEE (sin evidencia de enfermedad). Esta Fundación fue esencial en el éxito de mi viaje por el cáncer, y estoy muy agradecida con ellos. Durante el tratamiento, me prometí a mí misma que superaría esto, y que después me pondría a trabajar para ayudar a pacientes del mismo modo en que la Fundación me había ayudado a mí. También pude ver más allá de la enfermedad a mi sueño de formar una familia. Ahora soy madre de dos bebitas.

—Emily Bennett Taylor, *sobreviviente*

TERAPIAS DIRIGIDAS

Quimioterapia dirigida y medicina personalizada

Su oncólogo le puede recetar una "quimioterapia dirigida" si su cáncer pulmonar es diagnosticado en los estadios III o IV. También puede recibir este tipo de terapias después de la cirugía llamadas terapias de mantenimiento.

¿Qué son las terapias dirigidas?

Terapia dirigida es un término que usted pudiera escuchar, que describe un tipo de tratamiento de cáncer de pulmón en el que se usan fármacos para identificar y atacar células cancerosas específicamente, mientras que preserva células normales. Las células cancerígenas pueden crear "proteínas mutantes" al igual que otras anormalidades

> Solicite a su oncólogo que le realice pruebas moleculares para determinar si una de las terapias dirigidas puede ser adecuada para usted.

genómicas, tales como fusiones que causan que dos genes no relacionados se "fusionen". Estas proteínas mutantes y genes fusionados son lo que hace que las células cancerosas crezcan, se dividan y se propaguen y, por ende, son buenos blancos para fármacos que actúan como "misiles guiados" para atacar solo a estas proteínas y genes "mutantes" o anormales. A pesar que las terapias dirigidas tienen efectos secundarios, usualmente son más fáciles de tolerar que la quimioterapia.

¿Por qué son importantes las terapias dirigidas?

Dado que las alteraciones genómicas que impulsan un cáncer, como mutaciones de proteína y fusiones de gen, son distintos en cada tumor, los tratamientos para cada tumor serán diferentes. Estos tratamientos personalizados reconocen que lo que puede funcionar para un tipo de cáncer pulmonar es posible que no funcione para otro tipo. Las terapias dirigidas son una línea de investigación y tratamiento para cáncer de pulmón relativamente nueva. Si su oncólogo no está familiarizado con las pruebas moleculares y las terapias dirigidas, es aceptable y aconsejable buscar una segunda opinión sobre sus opciones de tratamiento.

¿Qué terapias dirigidas se encuentren disponibles?

Si bien se han identificado muchas mutaciones de gen en tumores de cáncer de pulmón, muchas de las mutaciones todavía no tienen terapias dirigidas

97

eficaces identificadas (hay investigaciones en proceso para encontrar tratamientos para todas estas alteraciones genómicas, con muchos fármacos experimentales nuevos y promisorios en ensayos clínicos). En la actualidad, se dispone de terapias dirigidas eficaces para 4 mutaciones conocidas, y están aprobadas por la Administración de Alimentos y Medicamentos de los EE.UU. (FDA). Estas alteraciones son mutaciones de *EGFR*, *EGFR* T790M, fusiones ALK, y fusiones de ROS1. Si las pruebas efectuadas en su tumor resultan positivas para alteraciones fuera de estas 4, pregunte a su doctor si hay ensayos clínicos como una opción de tratamiento.

- **Receptor del factor de crecimiento epidérmico** (*EGFR*): alrededor de 15% de los pacientes con diagnóstico de cáncer de pulmón de células no pequeñas tiene mutaciones en el gen *EGFR*. Las pruebas moleculares para alteración en *EGFR* pueden indicar si ciertos tipos de fármacos dirigidos llamados inhibidores de tirosina quinasa (TKI) serían beneficiosos en el tratamiento de su cáncer de pulmón.

Si su tumor es negativo para la mutación de *EGFR* o es "natural (wildtype)" (es decir, no se encuentra una mutación de *EGFR* en el tumor), su oncólogo aún puede recetarle un TKI porque el fármaco puede hacer más lento el crecimiento del cáncer. Típicamente, en el caso de tumores negativos para mutación de *EGFR* se usarán TKI como un tratamiento de segunda línea después de quimioterapia.

Una prueba sanguínea, también conocida como una prueba de biopsia líquida, llamada VeriStrat® se encuentra disponible para pacientes con cáncer de pulmón de células no pequeñas avanzado. La prueba analiza patrones proteínicos en la sangre, y predice si los pacientes tienen probabilidades de responder después de recibir terapia con Tarceva®.

Esta prueba es útil para pacientes que se encuentran en los grupos que siguen: *EGFR* tipo natural o estado desconocido en cuanto a *EGFR*, no elegible para quimioterapia, sin tejido de tumoral disponible, y aquellos con cáncer de pulmón de células escamosas.

Debido que es una prueba sanguínea, VeriStrat no requiere de una biopsia de tejido y los resultados se obtienen en menos de 72 horas.

Visite el capítulo "Nuestros generosos patrocinadores" de esta guía para obtener más información.
www.veristratsupport.com

En junio de 2016, la FDA de los EE.UU. aprobó una prueba en sangre/plasma llamada Cobas *EGFR* Mutation Test v2 que busca la presencia de alteraciones específicas en el gen *EGFR* (como deleciones del exón 19 o mutaciones por sustitución del exón 21 [L858R]), para identificar a pacientes con cáncer de pulmón de células no pequeñas elegibles para tratamiento con erlotinib (Tarceva). Esta prueba sanguínea o prueba de "biopsia líquida" inicialmente investiga a pacientes que padecen CPCNP metastásico para mutaciones de *EGFR* sin la necesidad de una biopsia invasiva, y es la primera prueba de "biopsia líquida" alguna vez aprobada por la FDA para uso. Esta nueva prueba puede beneficiar a pacientes que puedan estar demasiado graves o que por lo demás no puedan proporcionar un espécimen de biopsia de tumor para pruebas de *EGFR*. Si su prueba de biopsia líquida Cobas *EGFR* muestra resultados negativos para alteraciones del *EGFR*, el estado de su cáncer en cuanto a *EGFR* debe determinarse a partir de una biopsia de tejido sistemática.

- *EGFR* **T790M**: T790M es una mutación puntual en el gen *EGFR* que se asocia con resistencia a terapias dirigidas al receptor del factor de crecimiento epidérmico (*EGFR*) como el erlotinib. Si usted tiene un cáncer de pulmón positivo para *EGFR* y se ha hecho resistente a los fármacos que se dirigen a la mutación de *EGFR*, usted puede tener la mutación de "resistencia" T790M. Alrededor de 60% de los pacientes que con el tiempo dejan de responder a terapias dirigidas al *EGFR* se hacen resistentes a terapias como el erlotinib porque sus cánceres han evolucionado hacia la mutación de T790M para sortear el tratamiento y seguir creciendo. Las pruebas tanto de tejido como sanguíneas se han aprobado como pruebas diagnósticas para buscar T790M en*EGFR*. Si tiene resultados positivos en la prueba para T790M en *EGFR* T790M, se ha aprobado un fármaco llamado Tagrisso™ (osimertinib) para dirigirse a esta mutación.

- **Reordenamientos** de *ROS1*: alrededor de 1 a 2% de los individuos con cáncer de pulmón de células no pequeñas tiene una anormalidad en la cual el gen *ROS1* está fusionado con parte de otro gen. Estas se llaman "translocaciones de *ROS1*" o "fusiones de *ROS1*". El gen *ROS1* forma una proteína llamada ROS, que se encuentra dentro de la membrana de las células de seres humanos. En marzo de 2016, se aprobó para tratamiento una terapia dirigida llamada crizotinib o Xalkori para tratar cáncer de pulmón positivo para fusión de *ROS1*. Si sus tumores de pulmón son impulsados por fusiones de *ROS1*, consulte la Iniciativa de *ROS1*

Mundial de la Fundación Addario del Cáncer de Pulmón en lungcancerfoundation. org/ROS1 para que se ponga en contacto con otros pacientes de todo el mundo que también tienen fusiones de *ROS1* y para que obtenga más información acerca de otras opciones de tratamiento, ensayos clínicos, y nuestro estudio de investigación centrado en el entendimiento de los aspectos biológicos de *ROS1* para identificar nuevos tratamientos para pacientes como usted.

- **Quinasa del linfoma anaplásico (*ALK*):** alrededor de 5% de los cánceres de pulmón de células no pequeñas es impulsado por fusiones del gen *ALK*. La fusión o los reordenamientos de *ALK* producen una proteína *ALK* anormal que hace que las células se propaguen y crezcan. Se han aprobado farmacoterapias dirigidas en el tratamiento de cáncer de pulmón positivo para *ALK*, como crizotinib (Xalkori) que es una píldora que usted toma 2 veces al día, con efectos secundarios leves.

Lamentablemente, como sucede con casi todas las terapias dirigidas, los cánceres identifican maneras de seguir creciendo a pesar del tratamiento dirigido. Esto se llama resistencia al tratamiento, cuando los cánceres positivos para *ALK* dejan de responder a tratamientos como el crizotinib. La mayoría de los pacientes con cáncer de pulmón positivo para *ALK* desarrolla metástasis cerebrales cuando aparece la resistencia al tratamiento. La buena noticia es que hay dos tratamientos nuevos aprobados para pacientes cuya enfermedad ha progresado pese al tratamiento con crizotinib. Estos dos fármacos—alectinib (Alecensa) y ceritinib (Zykadia)—son píldoras orales, y son también tratamientos eficaces para metástasis.

Actualmente se está realizando una gran cantidad de investigaciones sobre diferentes mutaciones genéticas y proteicas que pueden causar cáncer pulmonar.

La siguiente lista fue creada por la ALCF con la ayuda de nuestros autores colaboradores.

Abreviación	Nombre	Rol
AKT1	Proteína Cinasa B	AKT regula la supervivencia y el metabolismo celular
BRAF	Proto-oncogén B-Raf	Un gen que codifica para una proteína llamada B-Raf. La proteína B-Raf ayuda a enviar señales dentro de las células. Estas células están involucradas en dirigir el crecimiento celular.
CEA	Antígeno carcinoembrionario	Es una prueba sanguínea utilizada como marcador tumoral, aunque no es considerada lo suficientemente confiable para el diagnóstico de carcinoma pulmonar.
c-MET amplificado, u omisión de c-MET exon 14	MET o MNNG HOS Gen transformante	Las vías MET crean nuevos vasos sanguíneos que proporcionan nutrientes a un tumor, y producen disociación celular que puede llevar a metástasis del tumor. Las vías MET son muy importantes en el desarrollo de tumor.
ERCC1	Reparación por escisión del grupo de complementación cruzada 1	Proteína de vital importancia en la vía de reparación del ADN
ERCC1 + RRM1	Reparación por escisión del grupo de complementación cruzada 1 y ribonucleótido reductasa M1	Ambos marcadores se están estudiando para determinar su beneficio como predictores del beneficio de la terapia adyuvante en estadios tempranos (I-III).
HER2 amplificado + EGFR	Receptor del Factor de Crecimiento Epidérmico Humano 2 + Receptor del Factor de Crecimiento Epidérmico	La medición de la expresión de las proteínas EGFR y HER2 puede tener valor pronóstico en el CPCNP. Las dos también pueden tener valor predictivo para la identificación de pacientes probablemente se beneficien a partir de una EGFR TKI.
NRAS	Uno de varios genes RAS aislado por vez primera a partir de meduloblastoma humano	Se desconoce el papel de las mutaciones NRAS para ayudar a la selección o la priorización del tratamiento de cáncer.
PIK3CA, AKT, PTEN	Fosfatidil 3-quinasas (PI3K)	Involucradas en el crecimiento y la supervivencia celulares. Pregunte a su médico acerca del ensayo clínico LungMAP.

Abreviación	Nombre	Rol
ROS1	C-ros oncogén 1, receptores de la tirosina cinasa	Puede funcionar como receptor del factor de diferenciación o crecimiento.
RRM1	Ribonucleótido reductasa M1	Proteína clave en la producción de desoxiribonucleótidos - los cimientos para el ADN.
TCF21	Factor de transcripción 21	Involucrado en la supresión del crecimiento de células de cáncer de pulmón.
TS	Timidilato sintasa	Datos recientes sugieren que la TS podría ser un biomarcador para el CPCNP tratado con pemetrexed.
FGFR1	Receptor del factor de crecimiento de fibroblastos, que media la supervivencia y la proliferación celular.	Se observa en ~ 7% de los pacientes con adenocarcinoma de pulmón de células no pequeñas. Se ha detectado amplificación de gen de *FGFR1* en 13 a 25% de los tumores de células escamosas. Para pacientes con carcinoma de células escamosas, la amplificación de *FGFR1* se asocia con tabaquismo y con supervivencia general más breve. Pregunte a su médico acerca del ensayo LungMAP.
KRAS	Uno de los oncogenes de la familia *RAS*, que significa gen del sarcoma de rata Kirsten, trabaja con genes efectores torrente abajo para controlar la proliferación y la apoptosis celular.	Las mutaciones de *KRAS* activadoras se observan en alrededor de 20 a 25% de los adenocarcinomas de pulmón en Estados Unidos, y por lo general se asocian con un antecedente de tabaquismo. Pregunte a su médico acerca de ensayos clínicos centrados en la inhibición de efector torrente abajo, como *mTOR*, *MEK* etc.
Fusiones RET	El protooncogén *RET* codifica para el receptor de tirosina quinasa transmembrana reordenado durante transfección *(RET)*.	Las fusiones de gen *RET* ocurren en alrededor de 1 a 2% de los CPCNP, típicamente en pacientes que tienen menos de 60 años de edad, ex fumadores que fumaron poco, o personas que nunca han fumado, con metástasis tempranas hacia ganglios linfáticos, y tumores que están poco diferenciados.
DDR2	Receptor de dominio discoidina 2	El gen *DDR2* codifica para un receptor de tirosina quinasa de superficie celular que está mutado a una forma activa en alrededor de 4% de los carcinomas de células escamosas del pulmón. El dasatinib pudiera ser una opción de tratamiento. Pregunte a su médico acerca de ensayos clínicos.

Las pruebas moleculares ayudarán a su oncólogo a determinar si el tumor de pulmón es una de las 4 alteraciones genéticas bien conocidas que tiene un fármaco aprobado dirigido a (*EGFR, EGFR T790M, ROS1,* o *ALK*). Si las pruebas resultan negativas en los cuatro genes, su oncólogo quizá pueda inscribirle en un ensayo clínico para otra terapia dirigida, o puede optar por tratarlo con terapias más tradicionales. Actualmente se están realizando investigaciones sobre otras mutaciones genéticas que algún día podrían ser tratables.

El uso de secuenciación de nueva generación (NGS), también llamada establecimiento de perfil genómico integral (CGP), es un análisis profundo de la conformación molecular de su cáncer, independientemente del tipo de cáncer, y puede ayudar a su médico a determinar qué estudio clínico podría ser mejor para usted. Para obtener más información sobre la NGS, por favor visite Foundation Medicine, www.foundationmedicine.com. Al momento de que usted lea esta guía, los investigadores pueden haber encontrado otras mutaciones. Comuníquese con la ALCF para obtener más información o una lista actualizada de las mutaciones moleculares.

Esta Fundación es tenaz, innovadora, colaborativa, y determinó que ya no se dejará atrás a los pacientes con cáncer de pulmón.

—Jaimi Julian Thompson

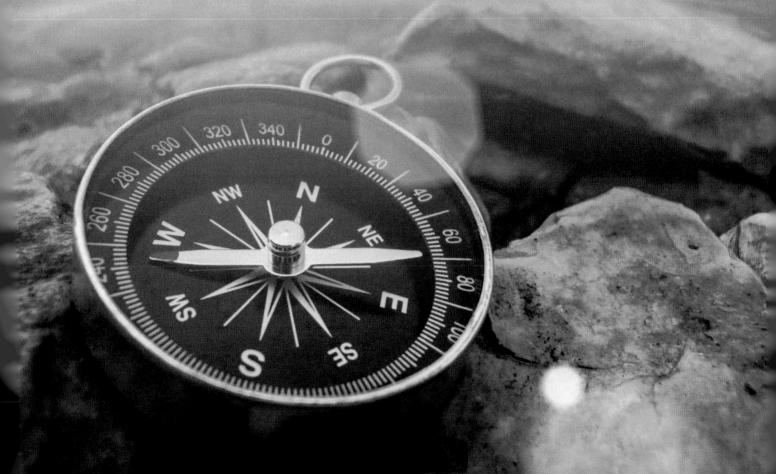

INMUNOTERAPIA

INMUNOTERAPIA PARA EL TRATAMIENTO DEL CÁNCER DE PULMÓN

¿Qué es el sistema inmune y como funciona?

- El sistema inmune está conformado por un grupo de células únicas y de sustancias que producen; en conjunto funciona como el mecanismo de defensa del cuerpo contra las infecciones y cualquier sustancia que se identifique como "extraña".

- Las células inmunológicas viajan a través del cuerpo manteniendo un registro de todas las células y sustancias que se encuentran normalmente en el cuerpo. Estas células están entrenadas para reconocer y destruir patógenos como bacterias, virus, etc. al igual que células del cuerpo identificadas como "extrañas".

- Este proceso de reconocimiento y eliminación se basa en la presencia de moléculas (como las proteínas) en la superficie de todas las células. Las células del sistema inmune utilizan estas moléculas para diferenciar entre los elementos "propios" del cuerpo y los extraños.

¿Qué es la inmunoterapia para el tratamiento del cáncer?

- La inmunoterapia es una modalidad de tratamiento que hace uso de diferentes trucos para estimular al sistema inmune del cuerpo para luchar en contra del cáncer.

- Las células cancerosas han ideado maneras únicas para evadir la vigilancia y eliminación del sistema inmune al disfrazase para parecer células normales.

- La inmunoterapia intenta "desenmascarar" de manera *específica* a estas células cancerosas para exponerlas al sistema inmune, O entrenar al sistema inmune a pelear de manera más ardua e inteligente de modo general e inespecífico.

- La inmunoterapia tiene un gran potencial para tratar el cáncer, ya que no existe otra terapia que se pueda comparar con la red tan elaborada de vías e interacciones celulares utilizadas por el cuerpo humano para eliminar entidades extrañas.

La inmunoterapia tiene las siguientes ventajas en comparación con la quimioterapia y la terapia dirigida:

Tradicionalmente, nunca se ha considerado al cáncer pulmonar como el tipo de cáncer que responda eficazmente al sistema inmune dados los beneficios tan limitados de los primeros agentes inmunoterapéuticos, como la vacuna del bacilo Calmette-Guerin, la interleucina (IL)-2, los interfenores, etc. Sin embargo, datos publicados recientemente de ensayos clínicos en fase temprana de diferentes agentes inmunoterapéuticos para cáncer de pulmón se muestran inmensamente promisorios en cuanto a las *tasas de respuesta* y las *ventajas en cuanto a supervivencia* que superan cualquier otro recurso disponible en la actualidad, y típicamente agregan meses, si no es que años, a la esperanza de vida para pacientes con cáncer de pulmón. Sin embargo, estas terapias son relativamente nuevas ya que todavía se encuentran en fase *experimental* (no aprobadas por la FDA) y a la vez existen diversas características sobre la selección de pacientes para la terapia, respuesta y resistencia que aún no logramos comprender.

Habiendo dicho esto, la inmunoterapia tiene las siguientes ventajas en comparación con la quimioterapia y la terapia dirigida:

* La inmunoterapia ha demostrado tener un *perfil de toxicidad bajo* en comparación con la quimioterapia y la terapia dirigida.
* Debido a que el sistema biológico es muy *sensible* para detectar la más mínima alteración, el sistema inmune puede detectar una cantidad relativamente baja de células cancerosas y generar una respuesta para eliminarlas.
* El sistema inmune tiene una gran capacidad de *"memoria"* al recordar las células extrañas a las que ha sido expuesto y se activa cada vez que vuelve a toparse con esas células para eliminarlas. Esta memoria inmune le da una capacidad de *control tumoral de larga duración* en comparación con la quimioterapia y la terapia dirigida, que tienen que volverse a administrar de manera constante.

Debido a que las respuestas inmunes estimuladas por la inmunoterapia, una vez generadas, son recordadas de manera permanente por el cuerpo y activadas cada vez que el cáncer vuelve a aparecer, esta modalidad terapéutica produce *una respuesta tumoral durable y sostenida*.

¿Cuáles son los diferentes tipos de inmunoterapia que se han mostrado efectivos en contra del cáncer pulmonar?

Actualmente existen tres tipos de inmunoterapias que están siendo evaluadas para tratar el cáncer, que se listan a continuación.

1.   Inmunomoduladores tales como los inhibidores de puntos de control inmunológicos
2.   Vacunas contra el cáncer
3.   Transferencia adoptiva de células T

Tres fármacos que pertenecen a la primera categoría de inhibidores de punto de control inmunológicos, ahora están aprobados por la FDA para uso en pacientes con cáncer de pulmón de células no pequeñas, metastásico, avanzado. Estos fármacos son el Nivolumab (Opdivo, fabricado por Bristol Myers Squibb), el Pembrolizumab (Keytruda, fabricado por Merck) y el Atezolizumab (Tecentriq, fabricado por Genentech).

¿Qué son los inhibidores de puntos de control inmunológicos?

*   La función principal del sistema inmune es mantener un conocimiento estricto de lo que es "propio" e identificar y eliminar cualquier cosa que sea "extraña".
*   Para prevenir que el sistema inmune ataque a sus "propias" células, el cuerpo ha desarrollado diversos sistemas de revisión para mantener al sistema inmune bajo control.
*   Estos sistemas de revisión se pueden comparar con el sistema de frenos de un automóvil que impide que este vaya demasiado rápido. Estos sistemas han sido diseñados para prevenir o cancelar acciones que pudieran ser autodestructivas.
*   Una falla en estos sistemas da como resultado que el sistema inmune identifique a las células normales como "extrañas" y las empiece a eliminar. Un ejemplo de esto son las enfermedades autoinmunes como el lupus y la artritis.

- Las células cancerosas han logrado desarrollar vías y medios para sobreponerse a estas revisiones, bloquear de forma local la respuesta inmune en las cercanías del tumor y escapar de manera efectiva a la detección y eliminación del sistema inmune.

- Recientemente, dos de las revisiones del sistema inmune han sido puntos de enfoque para tratar de "quitar los frenos" del sistema y permitirle que pueda atacar sin restricciones a las células cancerosas. Estas revisiones son la CTLA-4 y la PD-1/PDL1.

- Los inhibidores de los puntos de control básicamente eliminan el bloqueo local de la respuesta inmune evocada por las células cancerosas permitiendo al sistema inmune continuar con sus funciones normales y atacar al tumor.

¿Cómo funcionan los inhibidores de los puntos de control PD-1/PDL1?

- PD-1 en inglés significa receptor de muerte celular programada 1.

- Es una proteína que se expresa en la superficie de las células del sistema inmune, las células T específicamente. Estas células son como los leucocitos o glóbulos blancos que combaten las infecciones y a otros agentes extraños.

- El PD-1 interactúa con una proteína de la superficie de las células normales del cuerpo llamada PDL1 (ligando de muerte celular programada 1).

- Esta interacción PD-1/PDL1 es un punto de control inmunológico. En otras palabras, envía una señal al sistema inmune para que no ataque las células propias del cuerpo.

- Las células cancerosas corrompen este mecanismo y expresan el PDL1 en su superficie para engañar al sistema inmune al hacerle creer que son células normales.

- Por lo tanto, uno de los objetivos de la inmunoterapia contra el cáncer es bloquear la interacción PD-1/PDL1. Los inhibidores de PD-1 o de PDL1 permiten al sistema inmune reconocer a las células cancerosas como extrañas para eliminarlas.

- Es alentador que las células cancerosas expresen PDL1 en su superficie para que de esta manera puedan ser bloqueadas por los inhibidores de PD-1 y PDL1.

- Los *inhibidores de los puntos de control* PD-1/PDL1 son moléculas que se unen ya sea a PD-1 (expresado en las células del sistema inmune) o a PDL1 (expresado en las células cancerosas) y bloquean la superficie de estas proteínas evitando así que interactúen entre sí.

- La tolerabilidad de estos inhibidores de los puntos de control ha sido buena en general, con pocos efectos tóxicos a dosis limitantes reportados. Los efectos adversos relacionados con la irAEs o inmunidad más comúnmente reportados han sido de tipo dermatológicos (urticaria, prurito y vitiligo), gastrointestinales (diarrea y colitis), endocrinos (hipotiroidismo e hipertiroidismo) y hepáticos (hepatitis y aumento de las enzimas de función hepática) al igual que neumonitis, uveitis, eventos relacionados con la infusión y fatiga.

- Un ensayo de fase I diseñado para probar la seguridad y actividad clínica de un anticuerpo que bloquea al PDL1 encontró que alrededor del 25% de los pacientes con carcinoma pulmonar de células no pequeñas (CPCNP) tuvo respuesta al fármaco. Los resulatdos reportados de este estudio en desarrollo en la reunión de la American Society of Clinical Oncology (Asociación Americana de Oncología Clínica - ASCO) del 2014 mostró que esta tasa de respuesta es mejor que la tasa del 3% que se observa generalmente en pacientes que están recibiendo su tercera ronda de quimioterapia depués de que intentos previos han fallado.

- **PD-1 en comparación con PDL1:** aunque las tasas de respuesta son similares para los inhibidores que se unen al PD-1 en las células del sistema inmune a los que bloquean al PDL1 en las células tumorales, los datos iniciales sugieren que puede existir una ligera ventaja de seguridad al enfocarse en PDL1. Un ensayo de fase I del inhibidor PD-1 reportó una incidencia del 3% de neumonitis (inflamación del tejido pulmonar) relacionada al fármaco pero este efecto secundario ha sido menos severo o ha estado ausente con los inhibidores PDL1.

- **Efectos en fumadores en comparación con no fumadores:** los resultados iniciales sugieren que ambos inhibidores, tanto los anti PD1 y los anti PDL1 parecen beneficiar más a pacientes fumadores que a los no fumadores. Los resultados de un ensayo fase I del inhibidor PDL1 presentados en el European Cancer Congress (Congreso Europeo del Cáncer) del 2013 indicaron que el 26% de los fumadores respondieron al fármaco pero solo el 10% de las personas que nunca fumaron respondieron a este. Los investigadores especulan que esto se debe probablemente al mayor número de mutaciones presentes en los tumores de los fumadores, una abundancia que probablemente presentaría a la respuesta inmune recién activada una gama más amplia de antígenos tumorales a los cuales debe responder y generar una respuesta.

¿Cuáles fármacos inmunoterapéuticos están aprobados actualmente para el tratamiento de cáncer de pulmón?

En la actualidad, tres fármacos para inmunoterapia están aprobados por la FDA para el tratamiento de pacientes con cáncer de pulmón de células no pequeñas, metastásico, avanzado, cuya enfermedad ha progresado durante quimioterapia basada en platino o después o, en algunos casos, terapia dirigida.

Dos de estos fármacos son los inhibidores anti-PD1—Nivolumab (Opdivo, fabricado por Bristol Myers Squibb) y Pembrolizumab (Keytruda, fabricado por Merck)—y el tercer fármaco es un inhibidor anti-PDL1, Atezolizumab (Tecentriq, fabricado por Genentech). Estos fármacos inmunoterapéuticos son proteínas llamadas anticuerpos monoclonales que se unen específicamente a PD-1 (Nivolumab y Pembrolizumab) o PDL1 (Atezolizumab)), y quitan los frenos al sistema inmunitario, de modo que se pueda montar una respuesta poderosa y sostenida contra los tumores de un paciente.

¿Cuáles son las diferencias en el uso de los tres fármacos para inmunoterapia para cáncer de pulmón?

Un factor de diferenciación entre estos tres fármacos para inmunoterapia aprobados (para pacientes con cáncer de pulmón de células no pequeñas que progresa pese a la administración de terapias de primera línea) es la necesidad de pruebas diagnósticas acompañantes de PDL1, es decir, pruebas para la presencia de la proteína PDL1 en los tumores de los pacientes. El tratamiento con Nivolumab o Atezolizumab no requiere pruebas de PDL1, mientras que el tratamiento con Pembrolizumab las requiere.

El uso de Pembrolizumab requiere pruebas iniciales para la presencia de la proteína PDL1 en los tumores de un paciente, mediante una prueba diagnóstica acompañante aprobada por la FDA, la prueba de inmunohistoquímica (IHC) llamada la prueba PDL1 IHC 22C3 pharmDx. Esta es la primera prueba diagnóstica acompañante que ha sido aprobada para revisar la expresión/presencia de la proteína PDL1 en tumores de CPCNP. Este es un avance importante, porque el uso de la prueba diagnóstica acompañante en potencia ayudará a identificar a pacientes con CPCNP que tienen más probabilidades de responder a esta terapia y de beneficiarse a partir de ella. Esta prueba diagnóstica acompañante se pone a disposición comercialmente para laboratorios de Estados Unidos por medio de Dako North America Inc., y la práctica de pruebas con el uso de la valoración está disponible en laboratorios de referencia estadounidenses, entre ellos Laboratory Corporation of America® Holdings (LabCorp®), Quest Diagnostics, y GE Healthcare Clarient Diagnostic Services.

Otra diferencia entre el uso de Nivolumab, Pembrolizumab y Atezolizumab son los programas de administración y dosificación de los fármacos. El Pembrolizumab ha sido aprobado para administración cada tres semanas a 2 mg/kg por vía intravenosa durante 30 minutos, mientras que el Nivolumab ha sido aprobado para uso cada dos semanas a 3 mg/kg por vía intravenosa, durante 60 minutos. El fármaco más recientemente aprobado, el Atezolizumab, ha sido aprobado para uso cada tres semanas a 1200 mg como una infusión intravenosa durante 60 minutos.

La tercera diferencia, como se mencionó previamente, es que el Nivolumab y el Pembrolizumab son medicinas anti-PD1, mientras que el Atezolizumab es una medicina anti- PDL1. No está claro si un fármaco es mejor que el otro, y la decisión de utilizar cualquiera de estos debe tomarse en consulta con su médico.

¿Cuáles son los efectos secundarios del tratamiento con fármacos inmunoterapéuticos?

Los efectos secundarios más comunes observados en los ensayos clínicos en los que se evaluaron estos tres fármacos inmunoterapéuticos para pacientes con cáncer de pulmón fueron fatiga, apetito disminuido, disnea y tos. Sin embargo, es importante notar que los fármacos inmunoterapéuticos pueden asociarse con efectos secundarios mediados por mecanismos inmunitarios en los pulmones, el colon y las glándulas productoras de hormonas. Las reacciones adversas mediadas por mecanismos inmunitarios observadas con estos fármacos en ensayos clínicos han incluido neumonitis, colitis, hepatitis, hipofisitis, hipertiroidismo, hipotiroidismo, diabetes mellitus tipo 1 y nefritis. Con base en la gravedad de la reacción adversa, estos fármacos inmunoterapéuticos se deben dejar de administrar o se deben suspender en definitiva, y se deben administrar corticosteroides.

¿Cómo puedo tener acceso a un fármaco para inmunoterapia para mi cáncer de pulmón?

Los fabricantes de los tres fármacos inmunoterapéuticos aprobados en la actualidad para cáncer de pulmón tienen programas de ayuda financiera a fin de asegurar que los pacientes tengan acceso a estas medicinas promisorias.

Merck tiene programas que aseguran que los pacientes a quienes se receta Pembrolizumab tengan acceso a la terapia. El Merck Access Program proporciona apoyo de reembolso para pacientes elegibles que están recibiendo Pembrolizumab, incluso ayuda con costos que el paciente paga de su bolsillo, y ayuda de copago. Merck también ofrece asistencia financiera para pacientes elegibles que carecen de seguro médico, por medio de su programa de ayuda a pacientes. Hay más información disponible al llamar al 1-855-257-3932 o al visitar www.merckaccessprogram-keytruda.com.

El Nivolumab es comercializado por Bristol Myers Squibb (BMS). BMS Access Support®, el programa de servicios de reembolso de Bristol-Myers Squibb, está diseñado para apoyar el acceso a medicinas de BMS, y acelerar el tiempo hasta la terapia por medio de apoyo de reembolso, así como ayuda para costos que el paciente paga de su bolsillo. Puede obtenerse más información acerca de los servicios de apoyo de reembolso al llamar al 1-800-861-0048 o al visitar www.bmsaccesssupport.com.

El Atezolizumab es fabricado por Genentech. Access Solutions forma parte del compromiso de Genentech para ayudar a las personas a tener acceso a las medicinas de Genentech que se les recetan, independientemente de su capacidad de pago. El equipo de especialistas interno en Access Solutions está dedicado a ayudar a las personas a avanzar por el proceso de acceso y reembolso, y a proporcionar ayuda para pacientes elegibles en Estados Unidos que carecen de seguro médico o que no pueden solventar los costos de su medicina que pagan de su bolsillo. Hasta la fecha, el equipo ha ayudado a más de 1.4 millones de pacientes a tener acceso a las medicinas que necesitan. Para obtener más información, por favor póngase en contacto con Access Solutions (866) 4ACCESS/(866) 422-2377 o visite http://www.Genentech-Access.com.

¿Qué es el CTLA-4?

- CTLA-4 significa Antígeno 4 asociado al linfocito T citotóxico.
- Se expresa en las células del sistema inmune, como las células T, que juegan un papel importante en la activación de la respuesta inmune.
- **Ipilimumab (Yervoy®)** es el primer inhibidor de punto de control que ha sido aprobado por la FDA para el tratamiento del melanoma metastásico. Actualmente está siendo evaluado para ser utilizado en el tratamiento de tumores sólidos como el carcinoma renal y pulmonar.
- El Ipilimumab es un anticuerpo monoclonal que se dirige al punto de control CTLA-4 sobre células inmunológicas activadas, y ha sido aprobado para uso en otros cánceres, como el melanoma.

- El Ipilimumab en la actualidad está en ensayos clínicos para el tratamiento de pacientes con cáncer de pulmón. Póngase en contacto con su médico o con la Fundación Addario del Cáncer de Pulmón para obtener más información acerca de estos ensayos clínicos, y de cómo puede participar.

- El **Tremelimumab,** otro anticuerpo que se dirige a la molécula CTLA-4, se está probando en un ensayo clínico fase II para pacientes con mesotelioma y cáncer de pulmón.

¿Qué es una terapia combinada?

- La terapia combinada es cuando se combinan uno o más agentes terapéuticos con el fin de aumentar la efectividad y reducir el tamaño del tumor. De tal manera que los efectos de la combinación sean mayores que los efectos producidos por la suma de las partes.

- La combinación de las dos terapias diferentes puede ser de manera secuencial (una detrás de la otra) o concurrente (las dos terapias administradas al mismo tiempo).

- Se están iniciando estudios para entender si la inmunoterapia se puede combinar con quimioterapia y/o radioterapias, y de qué manera. Estos estudios se basan en las hipótesis de que los antígenos liberados a partir de células cancerosas que están muriendo en el momento de quimioterapia eficaz, pueden servir para estimular el sistema inmunológico, montar una respuesta inmunológica específica para tumor y, así, aumentar la eficacia del fármaco inmunoterapéutico.

- La combinación del inhibidor del punto de control Ipilimumab con la quimioterapia ha demostrado resultados alentadores, tanto en el carcinoma pulmonar de células pequeñas como en el de células no pequeñas.

Enfoques de combinación de inhibidores de los puntos de control

- También se están realizando estudios para evaluar el bloqueo dual de los puntos de control para incrementar la proporción y durabilidad de la respuesta tumoral.

- La evidencia inicial sugiere que las estrategias de combinación que se enfocan en el bloqueo inmunitario de los puntos de control pueden tener efectos aditivos en la práctica clínica.

- En pacientes con melanoma avanzado, la terapia combinada con Nivolumab e Ipilimumab demostró una actividad preliminar mucho mayor que la observada en experiencias previas con cualquiera de los dos agentes de manera individual: 40% de los pacientes bajo un régimen concurrente tuvieron una respuesta objetiva y 65% tuvieron evidencia clínica de actividad.

- Los ensayos en desarrollo de tratamiento del carcinoma pulmonar donde se exploran los bloqueos de los puntos de control de manera combinada proporcionarán un mejor panorama sobre el uso de estas nuevas terapias en pacientes con cáncer de pulmón.

- Nuevos datos provenientes de estudios inmunoterapéuticos parecen demostrar que el hecho de combinar terapias con inhibidores inmunológicos de los puntos de control tiene el potencial de mejorar la efectividad terapéutica.

¿Qué son las vacunas contra el cáncer?

- Una vacuna es usualmente un agente biológico utilizado para estimular y entrenar al sistema inmune para reconocer a este agente como "extraño", iniciar una respuesta para eliminarlo del cuerpo y crear una "memoria" de tal manera que si el agente se vuelve a encontrar, el cuerpo lo podrá eliminar efectivamente.

- Las vacunas pueden ser *profilácticas* (previenen infecciones futuras causadas por el agente) o *terapéuticas* (tratan infecciones actuales).

- Las vacunas contra el cáncer son terapéuticas. Estas vacunas utilizan proteínas expresadas en la superficie de las células cancerosas para entrenar al sistema inmune a reconocer tumores y destruirlos.

- Hasta hoy, solo existe una vacuna para el cáncer aprobada por la FDA: provenge fue aprobada para el tratamiento del cáncer de próstata en estadio avanzado en abril de 2010.

- Hay entusiasmo respecto al uso de vacunas contra el cáncer para cáncer de pulmón, porque los tumores de pulmón expresan en exceso proteínas específicas como MAGE-3 (que está expresada en más del 42% de todos los cánceres de pulmón, en 35% del CPCNP en estadio temprano y en 55% del CPCNP en estadio tardío), NY-ESO-1 (expresada en exceso en 30% de los cánceres de pulmón), p53 (expresada en exceso en 50% de los cánceres de pulmón), survivina, MUC-1, etc., que pueden servir como agentes para entrenar al sistema inmunológico para que reconozca estas proteínas sobre células cancerosas y específicamente mate esas células.

¿Qué es una transferencia adoptiva de células T?

- La tercera inmunoterapia más importante que se está evaluando para el carcinoma pulmonar es la transferencia adoptiva de células T, un proceso que involucra: 1) retirar células inmunes del cuerpo del paciente, específicamente células T, 2) tratar estas células con varios agentes químicos y factores biológicos en un laboratorio de tal manera que reconozcan a los antígenos tumorales y así puedan tener una respuesta inmune eficaz y 3) volver a introducir estas células inmunes activadas en el cuerpo del paciente.

Respuesta de los pacientes a la inmunoterapia para el cáncer

- Uno de los retos de la imunoterapia en pacientes con cáncer de pulmón es la variabilidad en la respuesta de los pacientes: mientras algunos experimentan respuestas duraderas, otros solo obtienen respuestas y avances parciales, y en otros no se observa ningún tipo de respuesta.
- Se están iniciando estudios para lograr entender las causas subyacentes de estas diferencias en la respuesta a la inmunoterapia en pacientes con carcinoma pulmonar. Se espera que estos estudios descubran los biomarcadores que responden a estas terapias y se puedan utilizar en la selección de pacientes que vayan a responder de mejor manera a esta terapia a la vez que se evite la toxicidad y los efectos secundarios en pacientes para los que será ineficaz, permitiendo de esta manera personalizar la terapia con base en los elementos específicos de su cáncer.

- Debido a que las inmunoterapias han sido diseñadas para estimular al sistema inmune, estos agentes no están indicados para pacientes con antecedentes de enfermedades autoinmunes o de terapia inmunosupresiva previa.

El futuro es promisorio

La inmunoterapia tiene un futuro promisorio como componente crítico en el tratamiento de los pacientes con cáncer de pulmón desde tratamientos neoadyuvantes, adyuvantes y terapia de mantenimiento. Su habilidad de activar el sistema inmune del paciente y estimularlo para erradicar el cáncer le confiere un inmenso potencial que apenas se está comenzando a entender. Habiendo dicho esto, todavía existen diversos elementos mecánicos y clínicos que se desconocen, los cuales actualmente se están evaluando para poder entender completamente las terapias y así poder personalizarlas para los pacientes con carcinoma pulmonar.

Los estudios actuales están evaluando:

- El uso de inmunoterapias en etapas más tempranas en el viaje por el tratamiento. Los tres fármacos inmunoterapéuticos aprobados actualmente para pacientes con cáncer de pulmón se han aprobado para uso en el entorno de segunda línea, esto es, para pacientes que han recibido quimioterapia o terapias dirigidas, y pese a ello han progresado durante estos tratamientos. En ensayos clínicos que se encuentran en proceso se está evaluando el uso de fármacos inmunoterapéuticos para tratar desde un comienzo a pacientes con cáncer de pulmón recién diagnosticados, en el entorno de línea frontal. Los datos tempranos provenientes de estos ensayos clínicos muestran que el Pembrolizumab tiene actividad promisoria en pacientes con cáncer de pulmón recién diagnosticados cuyos tumores expresan PDL1 (más de 50%). Estos datos tempranos muestran que la monoterapia con inhibidores de punto de control anti-PD1 en el entorno de línea frontal pudiera ser mejor en pacientes que son positivos para PDL1.

- También se están evaluando combinaciones de fármacos inmunoterapéuticos con otras clases de terapias, como quimioterapia, radioterapia y terapias dirigidas. Estas combinaciones se encuentran en ensayos clínicos. Póngase en contacto con la Fundación Bonnie J. Addario del Cáncer de Pulmón en portal@ lungcancerfoundation.org para averiguar cómo puede participar en estos ensayos, y tener acceso a estos tratamientos.

1. Inmunoterapia + quimioterapia: está clara la lógica para las combinaciones. La quimioterapia matará células cancerosas, lo cual causa la liberación de antígenos o proteínas de cáncer que se encuentran dentro de la célula cancerosa, que quedarán expuestos al sistema inmunológico. Con los fármacos para inmunoterapia, el sistema inmunológico ahora está preparado para montar una respuesta a estos antígenos para que haya una respuesta más significativa y más profunda. Los datos tempranos provenientes de la combinación de Pembrolizumab con quimioterapia en pacientes recién diagnosticados, nunca tratados previamente, muestran que esta combinación es eficaz incluso en pacientes cuyos tumores no expresan cifras altas de PDL1.

2. Inmunoterapia + inmunoterapia: se están evaluando combinaciones de dos fármacos inmunoterapéuticos diferentes para pacientes con cáncer de pulmón, como la combinación de Nivolumab anti-PD1 e Ipilimumab anti-CTLA-4. Esta combinación ha sido aprobada para el tratamiento de pacientes con melanoma, y se está mostrando promisoria para pacientes con cáncer de pulmón. Es necesario ser cauto respecto al uso de combinaciones de inmunoterapias, por el incremento potencial de efectos secundarios de los dos fármacos inmunoterapéuticos.

3. Inmunoterapia + radioterapia: durante varios años se ha sabido acerca de un interesante fenómeno con la RT llamado el efecto abscopal (ab-scopus, lejos del blanco) en el cual se observa regresión de tumor en lesiones distantes del sitio al cual se dirigió el tratamiento. Ahora la RT también

libera antígenos a partir de células cancerosas que están muriendo, que pueden preparar al sistema inmunitario para que monte un ataque. Por ende, la combinación de RT con inmunoterapia tiene potencial, porque la liberación de antígenos, combinada con un sistema inmunitario preparado al cual se han quitado los "frenos", formará la tormenta perfecta para barrer por completo el tumor. Esta hipótesis se está probando en varios ensayos clínicos para pacientes con cáncer de pulmón.

4. Inmunoterapia + terapia dirigida: estas combinaciones son una de las maneras en las cuales es posible convertir tumores "fríos" que no responden a inmunoterapias (porque estos tumores no tienen suficientes células inmunológicas en el microambiente del tumor, también llamados "desiertos inmunológicos") en tumores "calientes". Están surgiendo datos que apoyan que algunas terapias dirigidas pueden aumentar el flujo de entrada de células inmunológicas (células T) al microambiente del tumor, y la combinación de éstas con el fármaco inmunoterapéutico asegura que estas células monten un ataque contra el tumor.

- La dosis más apropiada y la duración de la inmunoterapia.

- Qué lugar tiene la inmunoterapia en el tratamiento para el cáncer pulmonar y cuáles son los momentos óptimos para su administración, según la carga tumoral y el estadio de la enfermedad. ¿Se pueden volver a administrar los agentes inmunoterapéuticos después de una evolución de la respuesta? Si se vuelven a administrar, ¿se debe usar un solo fármaco o una combinación? ¿Cuál es la duración óptima?

- La variación en la respuesta de los pacientes a la inmunoterapia (por qué algunos pacientes responden a esta terapia y otros no, por qué algunos pacientes presentan respuestas que perduran mientras otros recaen rápidamente), de tal manera que estas terapias se puedan personalizar con base en los elementos específicos de la enfermedad.

- Biomarcadores específicos para la selección de pacientes y respuesta de la enfermedad.
- Mecanismos de la resistencia del sistema inmune y estratégias para la recidiva posterior a la inmunoterapia utilizadas por el cáncer.

¿Por qué apoyamos la Fundación Bonnie J. Addario del Cáncer de Pulmón? Porque son compasivos, logran una buena relación costo-rendimiento y están centrados en el paciente. No hay suficiente investigación, pero vale la pena ver este vídeo impresionante y conmovedor acerca de un grupo de pacientes con cáncer de pulmón que se organizaron por cuenta propia y consiguieron que la Fundación Bonnie J. Addario del Cáncer de Pulmón realizara un raro estudio sobre cáncer de su mutación de específica (ROS1). Es simplemente bello y representa esperanza.

https://vimeopro.com/
lungcancerfoundation/gala/
video/191728298

—Ron Fong

TRATAMIENTOS DE CÁNCER DE PULMÓN DE CÉLULAS PEQUEÑAS

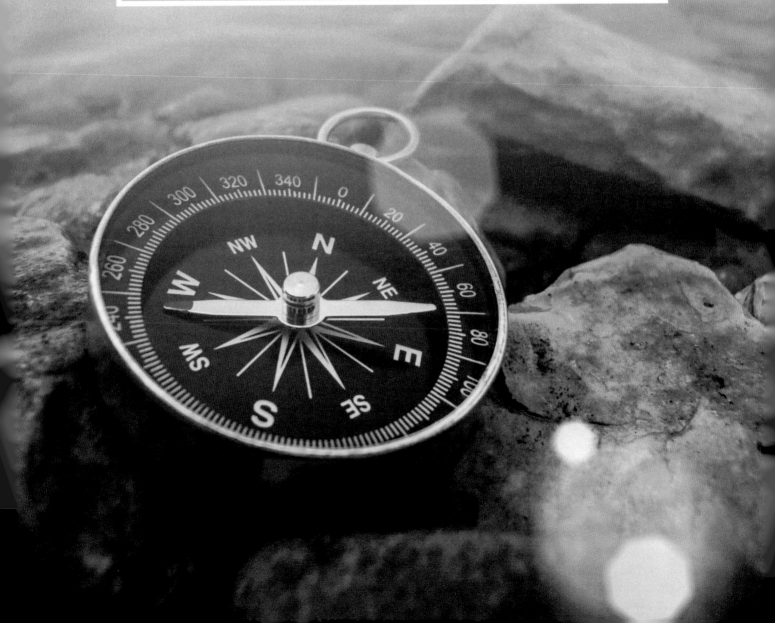

Los pacientes educados y que tienen poder evolucionan mucho mejor.

—Bonnie J. Addario, sobreviviente

CÁNCER PULMONAR DE CÉLULAS PEQUEÑAS – TRATAMIENTOS

Generalidades

El carcinoma de células pequeñas (CPCP) es el otro tipo de carcinoma pulmonar. Aunque es menos común que el carcinoma pulmonar de células no pequeñas (CPCNP), el CPCP crece y se expande a través del cuerpo en fases mucho más tempranas de la enfermedad, inclusive antes de poder notar algún síntoma. De todos los carcinomas pulmonares, solo alrededor del 10 al 15% son CPCP, y casi todos estos casos se presentan en personas que actualmente fuman o que han fumado cigarrillos.[2] Debido a la relación con el tabaquismo, el CPCP es un poco más común en hombres que en mujeres. Además, el CPCP usualmente se describe como *limitado* o *extendido*.

Al CPCP se le llama estar en "estadio limitado" cuando el área total de la enfermedad se puede enfocar con un solo campo de radiación. Esto quiere decir que el carcinoma pulmonar de células pequeñas se puede considerar en estadio limitado incluso si se ha expandido a los ganglios linfáticos del centro del tórax también llamado mediastino. Lo más importante es que si la enfermedad está en estadio limitado es posible recibir tratamiento de curación. El CPCP en "estadio extendido" es aquel carcinoma que se ha propagado fuera de un campo de radiación y usualmente esto se traduce en que la enfermedad no se puede curar, solo se puede controlar por una cantidad determinada de tiempo.

El CPCP usualmente inicia en los bronquios (vías respiratorias de mayor calibre) localizados detrás del esternón en la parte central del tórax. Manteniéndose fiel a su nombre, las células del CPCP son pequeñas en comparación con las del CPCNP. Sin embargo, debido a que las células crecen muy rápido, los tumores que generan pueden ser más grandes que los del CPCNP. Este tipo de cáncer suele metastatizarse rápidamente o propagarse a otras áreas del cuerpo como el cerebro, el hígado o los huesos de manera más rápida que el CPCNP en la mayoría de los casos.

¿Cómo se trata el CPCP?

La quimioterapia es el principal tratamiento para combatir el carcinoma pulmonar de células pequeñas. Debido a que el CPCP se puede propagar antes de notar algún síntoma, la extirpación del tumor a través de la cirugía rara vez es curativa. Incluso cuando se usa cirugía para tratar CPCP, nunca es el único tratamiento que usted recibirá. Los tratamientos con láser y los tratamientos experimentales disponibles en un ensayo clínico también pueden usarse para tratar CPCP.

Cirugía

Normalmente no se hacen cirugías para tratar el CPCP, y si se llega a utilizar, rara vez es el <u>único</u> tratamiento, ya que usualmente el cáncer ya se ha propagado antes de ser diagnosticado. Su cirujano torácico puede utilizar una de las técnicas quirúrgicas descritas previamente para obtener una muestra de tejido y determinar el tipo de cáncer así como cuánto se ha propagado.

Quimioterapia

Debido a que el CPCP suele viajar fuera del pulmón, la quimioterapia está enfocada en matar las células cancerosas que se han metastatizado a otras áreas del cuerpo. Existen diversas opciones de quimioterapia que su oncólogo le puede recetar, ya sean orales o inyectadas vía intravenosa. Usualmente, un fármaco con base de platino como el cisplatino o carboplatino se conjuga con el etopósido, el tratamiento más efectivo para el carcinoma pulmonar de células pequeñas limitado o extendido.

En la siguiente lista se incluyen otros fármacos quimioterapéuticos que han sido aprobados para el tratamiento del carcinoma pulmonar de células pequeñas:

Aprobado para	Nombre genérico	Nombre(s) comercial(es)
CPCNP y CPCP	Carboplatino	Paraplat, Paraplatin®
CPCNP y CPCP	Cisplatino	Platinol®, Platinol A-Q
CPCNP y CPCP	Docetaxel	Taxotere®
CPCNP y CPCP	Etopósido	Toposar®, VePesid®
CPCP	Fosfato de etopósido	Etopophos®
CPCNP y CPCP	Clorhidrato de gemcitabina	Gemzar®
CPCNP y CPCP	Ifosfamida	Ifex®
CPCP	Metotrexato	Abitrexate, Folex®, Folex PFS, Methotrexate LPF, Mexate®, Mexate A-Q
CPCNP y CPCP	Paclitaxel	Taxol®
CPCNP y CPCP	Clorhidrato de topotecán	Hycamtin®
CPCNP y CPCP	Vinblastina	Velban™

Radioterapia

Su oncólogo puede recetar radioterapia para tratar su CPCP. El tratamiento con radioterapia también puede ayudar a aliviar los síntomas tales como los problemas para respirar. Su equipo puede utilizar diferentes tipos de radioterapia para tratar su CPCP. Las radioterapias suelen utilizarse dentro de un plan de tratamiento en conjunto con la quimioterapia.

> Se utilizan infusiones mensuales de ácido zoledrónico (Zometa®) o inyecciones subcutáneas de denosumab (Xgeva®) en pacientes con metástasis en los huesos para prevenir la formación de nuevas lesiones óseas y para ayudar a sanar las lesiones existentes.

Tratamiento para el CPCP limitado

Si a usted se le diagnostica un CPCP limitado, la primera opción puede ser la cirugía si el tumor es pequeño. Sin embargo, lo más probable es que se comience con una combinación de quimioterapia y radioterapia.

Alrededor del 50% de las personas con CPCP tendrán metástasis en el cerebro durante su viaje.[19] Su oncólogo también le puede recetar *radiación craneal profiláctica* (PCI) para prevenir que el cáncer se propague a su cerebro. La PCI es un tipo de radioterapia que puede utilizarse para matar las células cancerosas en su cerebro que pudieran no ser visibles en los estudios radiológicos.

Tratamiento para el CPCP extendido

Si se le diagnostica un CPCP extendido, la quimioterapia usualmente será el tratamiento de primera línea recetado por su oncólogo. Si el tumor se encoge, su médico usualmente le recetará radiación craneal profiláctica (PCI) para prevenir la metástasis a cerebro. La PCI es un tipo de radioterapia que puede utilizarse para matar las células cancerosas en su cerebro

> Hable con su oncólogo acerca de la posibilidad de participar en un ensayo clínico.

que pudieran no ser visibles en los estudios radiológicos. Su oncólogo le puede recomendar participar en un ensayo clínico como tratamiento. Los ensayos clínicos son estudios que han demostrado ser prometedores al punto de que ahora se están realizando en personas. Consulte el capítulo "Ensayos clínicos" para obtener más información sobre cómo encontrar ensayos clínicos en su localidad.

Tratamiento para el CPCP recurrente

Incluso con tratamientos agresivos, el carcinoma pulmonar de células pequeñas puede regresar o *recidivar*. Es un tipo de cáncer que responde extremadamente bien, en la mayoría de los casos, a la radioterapia y quimioterapia. El problema es que las respuestas usualmente no duran demasiado o son "muy cortas".

Cuando se realiza el diagnóstico de CPCP, debe dialogar con su equipo de atención médica sobre qué plan de tratamiento prefiere, tal como quimioterapia o radioterapia. El plan puede incluir el tratamiento de la enfermedad o manejo de los síntomas (consulte la sección titulada "Planeación de cuidados transicionales" en el capítulo "Vivir con cáncer de pulmón" para ver una explicación más detallada de los planes de tratamiento).

Somos muy afortunados de contar con la Fundación y ha sido nuestra salvación. Realmente lo ha sido. Nos da esperanza y hace que sigamos adelante todos los días para nuestra madre.

—*Yvette, cuidadora*

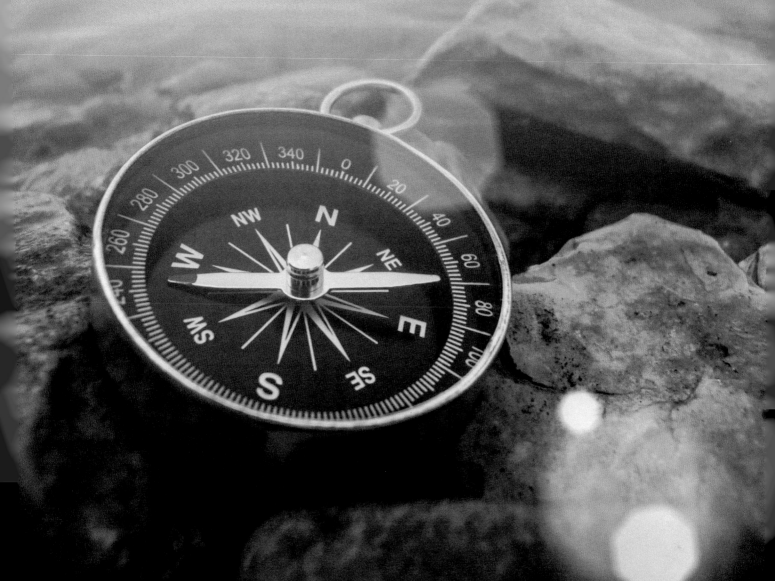

ENSAYOS CLÍNICOS

Realmente aprecio la Fundación, todo el trabajo que han hecho y la orientación que me han dado.

—*Robert, sobreviviente*

ENSAYOS CLÍNICOS

¿Qué son los ensayos clínicos?

"Un ensayo clínico proporciona los medios a través de los cuales sus médicos pueden evaluar una pregunta científica de importancia con respecto a su cáncer. En la mayoría de los casos, la pregunta de interés es si un nuevo medicamento o enfoque terapéutico es mejor que el tratamiento existente o por lo menos prometedor para continuar investigándolo en el futuro." –Paul Hesketh, MD, Lahey Clinical Medical Center. Un ensayo clínico es un estudio de investigación que ha avanzado de la pregunta científica a las pruebas de laboratorio y ahora se encuentra listo para probarse en seres humanos. Los ensayos clínicos son de suma importancia en el proceso de desarrollo de tratamientos para el carcinoma pulmonar, para el alivio de los síntomas y para la toma de muestras de sangre y tejido tumoral para la investigación. Estos nuevos tratamientos pueden incluir fármacos, procedimientos quirúrgicos y nuevas maneras para manejar los efectos secundarios. El proceso para realizar un ensayo clínico es regulado por la Administración de Alimentos y Medicamentos (Food and Drug Administration - FDA), por una junta local de revisión institucional (también conocida como comité de ética) y por un médico entrenado específicamente para el manejo de ensayos clínicos.

Preguntas que puede hacer a su oncólogo y equipo de atención médica sobre los ensayos clínicos en los que está considerando participar:

- ¿Qué esperan aprender de este ensayo clínico?
- ¿Se ha estudiado antes el tratamiento o procedimiento experimental?
- ¿En qué fase está el ensayo clínico?
- ¿Quién estará a cargo de mis cuidados durante mi participación en el ensayo clínico?
- ¿Cambiarán mis cuidados según mi respuesta al tratamiento durante el ensayo?
- ¿Cuáles son los riesgos y beneficios?
- ¿Cuál será la duración del ensayo?
- ¿Quién paga el ensayo?
- ¿Mi plan de seguros cubrirá los costos del tratamiento?
- ¿Me pagarán?
- ¿Se me puede obligar o solicitar que abandone el ensayo?
- ¿Me pueden proporcionar los resultados del ensayo?

A un ensayo clínico también se le puede llamar "estudio de investigación", "estudio" o "ensayo". Al equipo que administra el ensayo clínico también se le conoce como "equipo de ensayo clínico", "personal de investigación" o "personal del estudio". No deje que todos estos nombres lo confundan ya que todos significan lo mismo.

¿Qué tipo de ensayos clínicos se encuentran disponibles?

Existen diversos tipos de ensayos clínicos para los que usted podría ser elegible. Su elegibilidad para cualquier ensayo se basa en requisitos muy específicos, así que es importante que dialogue con su oncólogo y equipo del estudio sobre estos requisitos. Los ensayos clínicos se pueden clasificar en:

- Ensayos preventivos: los ensayos preventivos exploran los factores que pudieran aumentar o disminuir su riesgo de padecer cáncer pulmonar.

- Ensayos de prueba: los ensayos de prueba desarrollan nuevas y mejores maneras de detectar el cáncer.

- Ensayos de diagnóstico: los ensayos de diagnóstico desarrollan mejores pruebas o procedimientos para diagnosticar el cáncer.

- Ensayos de tratamiento: cuando la gente piensa en ensayos clínicos, usualmente se refieren a lo que se conoce como ensayos de tratamiento. Los ensayos de tratamiento evalúan medicamentos, radioterapias y nuevas técnicas quirúrgicas específicas para tratar el cáncer.

- Ensayos de cuidados de apoyo: los ensayos de cuidados de apoyo o ensayos de calidad de vida evalúan medicamentos, radioterapias y nuevas técnicas quirúrgicas para reducir los síntomas del cáncer o los efectos secundarios de sus tratamientos.

¿Cuáles son las fases de los ensayos clínicos?

Para que un nuevo fármaco pueda ser aprobado por la Administración de Alimentos y Medicamentos (FDA) para su uso en seres humanos, el fármaco debe pasar por un proceso riguroso de pruebas. A este proceso de pruebas se le llama ensayo clínico y está compuesto por cuatro fases diferentes a las que se les conoce como fases I a la IV.

Un ensayo de fase I es el primer nivel en donde el investigador evalúa la seguridad, determina la cantidad segura a utilizar del fármaco e identifica los efectos secundarios que se pudieran presentar con el tratamiento. Antes de esta fase, el tratamiento ya ha sido investigado a fondo dentro de un laboratorio con animales y se ha determinado que el fármaco se puede utilizar en seres humanos. El equipo de investigación ajustará la cantidad de tratamiento que usted recibirá en los diferentes intervalos del ensayo mientras se controlan los efectos secundarios del tratamiento. Usualmente, se pueden seleccionar entre 20 y 80 personas para participar en un ensayo clínico de fase I.

Los ensayos de fase II inician después de haber encontrado que el tratamiento fue seguro en el ensayo de fase I. Durante la fase II, el equipo de investigación utilizará el tratamiento específico (o la combinación de tratamientos) para determinar su efectividad en tipos específicos de cáncer. Un ensayo clínico de fase II puede incluir entre 100 y 300 personas.

Se realizará un ensayo de fase III cuando se encuentre que el tratamiento fue eficaz en los ensayos de fase II. Durante esta fase, el tratamiento será evaluado en una gran cantidad de personas comparando el tratamiento estándar (el tratamiento que recibe fuera del ensayo clínico) con el nuevo tratamiento. Si usted participa en un ensayo clínico de fase III, se le puede asignar de manera aleatoria al grupo de prueba o al grupo de control. Si usted queda asignado al grupo de control, recibirá el tratamiento estándar específico para el tipo y estadio en el que se encuentra su carcinoma pulmonar. Si queda en el grupo de prueba, recibirá el nuevo tratamiento. El equipo de investigación controla de cerca los resultados de ambos grupos para determinar cuál de los tratamientos es el más efectivo y cuáles fueron sus efectos secundarios. Los ensayos clínicos de fase III incluyen hasta 3,000 personas.

Los ensayos clínicos de fase IV inician después de que el tratamiento fue aprobado por la FDA. En los ensayos clínicos de fase IV, el tratamiento será administrado a una cantidad mayor de pacientes. En esta fase, se recabará más información sobre la efectividad, los efectos secundarios que pudieron no haberse identificado previamente y los problemas de seguridad que solo pueden identificarse en un grupo más grande de participantes.

¿Cómo puedo conseguir más información sobre el propósito, los riesgos y los beneficios de un ensayo clínico?

El consentimiento informado es el proceso de conocer los hechos relacionados con el ensayo clínico antes de decidir si desea participar en él o no. Para ayudarle a tomar la decisión de participar o no, los médicos y enfermeras involucrados en el ensayo clínico, llamados personal del estudio, le explicarán los detalles del ensayo. El personal del estudio le proporcionará el documento de consentimiento informado que incluye los detalles sobre el ensayo: su propósito, el tiempo que estará activo el ensayo clínico, cualquier procedimiento requerido y quiénes son las personas clave a contactar.

> "Cuando hablo con pacientes sobre los ensayos clínicos, siempre reviso con ellos los beneficios clínicos de participar en él. Pero también comento que las ventajas potenciales de participar en el ensayo incluyen: 1) tener acceso a nuevos tratamientos no disponibles de otra manera; 2) ayudar a sus médicos a obtener nueva información sobre su cáncer; 3) ayudar a generar más conocimiento que podría ser de ayuda a futuros pacientes con cáncer. Pregúntele a su médico si existe un ensayo clínico disponible para usted."
> – Paul Hesketh, MD, Lahey Clinic Medical Center

El personal del estudio mencionará todos los posibles riesgos y beneficios incluidos en el documento de consentimiento informado. Una vez que haya comprendido toda la información, decidirá si firma el documento o no. El consentimiento informado no es un contrato y usted podrá abandonar el ensayo en el momento en que lo desee. El personal del estudio deberá proporcionarle información actualizada a lo largo del ensayo.

¿Cuales son los posibles beneficios de los ensayos clínicos?

Participar en un ensayo clínico puede tener diversos beneficios posibles. Al participar en un ensayo, usted:

- Juega un papel importante en la determinación de la dirección en la que se dirige su atención médica
- Tiene acceso a nuevos tratamientos antes de que estén disponibles al público general
- Recibe atención médica de expertos en instalaciones de cuidados de salud importantes
- Ayuda a otros al contribuir en la investigación médica

¿Cuales son los riesgos de los ensayos clínicos?

Antes de aceptar participar en un ensayo clínico, debe dialogar con su oncólogo y con el médico encargado del ensayo para asegurarse de entender los posibles riesgos de este. Debe comprender que el tratamiento a utilizar podría no ser mejor y que los efectos secundarios podrían ser peores que los del tratamiento estándar. Debido a que el tratamiento es nuevo, su equipo de cuidados de la salud podría no conocer todos los efectos secundarios que usted pudiera presentar. La participación en un ensayo clínico puede requerir más tiempo y atención por parte de su equipo de atención médica y de usted que el que se pudiera requerir con un régimen de tratamiento no relacionado con un ensayo clínico. Este tiempo adicional puede incluir viajes a los centros oncológicos, más tratamientos, hospitalización y requerimientos complejos de dosificación.

¿Cuándo le pregunto a mi equipo de atención médica sobre la participación en un ensayo clínico?

En un estudio realizado en 1999, la American Society of Clinical Oncologists encontró que solo el 3% de los adultos con cáncer participan en ensayos clínicos.[20] Este bajo nivel de participación en ensayos clínicos se traduce en que los avances en el área del cáncer no sucedan tan rápido como podrían. Su participación en ensayos clínicos puede ayudar en la creación de nuevos tratamientos para todos los pacientes con cáncer.

<u>Cada vez que usted se enfrente a una decisión sobre un tratamiento, pregunte sobre posibles ensayos clínicos que pudieran ser apropiados para usted.</u> Los ensayos clínicos <u>no</u> son solamente para estadios avanzados de cáncer pulmonar. <u>Existen ensayos clínicos disponibles para todos los estadios del carcinoma pulmonar.</u> Idealmente, todo su equipo de atención médica estará disponible para hablar con usted sobre nuevos tratamiento que pudieran estar disponibles. Por ejemplo, su oncólogo, radiólogo y cirujano pueden tener acceso a información sobre diferentes ensayos clínicos. Una vez que conozca los ensayos clínicos que podrían ser adecuados para usted, dialogue sobre estas opciones con todo su equipo de atención médica, el cual le podrá ayudar a comprender los riesgos y beneficios basados en su tipo específico de cáncer pulmonar y su estado de salud.

¿Quién me brindará los cuidados de salud mientras participo en un ensayo clínico?

Cuando usted participa en un ensayo clínico, sus cuidados de salud y tratamientos serán manejados por el médico del ensayo clínico (quien puede ser o no un oncólogo) y el personal del estudio (enfermera de investigación, coordinador de investigación, personal de laboratorio). Este equipo será el encargado de manejar sus cuidados durante su participación en el ensayo clínico.

El ensayo clínico y el personal del estudio son supervisados por el Comité de Revisión Institucional (IRB) del hospital, centro de investigación o centro oncológico. La función del IRB es asegurarse de que el ensayo sea seguro y que se esté realizando de manera adecuada. Normalmente recibirá cuidados de muy alta calidad mientras participa en el ensayo clínico, ya que el personal del estudio controlará su condición muy de cerca mientras participa en él.

¿Cuánto tiempo dura un ensayo clínico?

La duración de los ensayos clínicos varían según la investigación que se esté realizando. Algunos ensayos tales como los que recolectan muestras de sangre o tejidos pueden involucrar una sola visita. Otros ensayos pueden durar varios años, como en algunos ensayos de tratamientos. En el formulario de consentimiento informado se especifica cuánto tiempo durará el ensayo clínico y debe incluir la frecuencia con la que deberá visitar al médico, acudir a recibir tratamientos y los procedimientos de seguimiento.

Participar en un ensayo clínico requiere de compromiso de su parte. Habiendo dicho eso, usted tiene el derecho de dejar de participar en un ensayo clínico en cualquier momento. Su médico del ensayo clínico también puede decidir detener su participación si se decide que el tratamiento puede ser riesgoso o ineficaz para usted, si se suspende el ensayo clínico (porque la investigación se completó) o por cualquier razón que se considere apropiada. Asegúrese de comprender sus responsabilidades dentro del ensayo clínico antes de acceder a participar.

¿Cuál es el costo de participar en un ensayo clínico?

Los ensayos clínicos son una parte crucial en el cuidado del cáncer. La mayoría del tiempo, si se inscribe en un ensayo clínico, los costos de las pruebas, procedimientos, fármacos, visitas adicionales al médico y cualquier costo adicional relacionado con el ensayo será cubierto por la agencia o compañía patrocinadora del ensayo clínico. El patrocinador puede ser una entidad gubernamental, una universidad, un centro médico, una organización sin fines de lucro, una compañía farmacéutica u otra compañía privada.

Su plan de seguro médico podría decir que su participación en un ensayo clínico se considera "experimental" o "de investigación". En este caso, es posible que su seguro médico no cubra los costos de los cuidados de rutina como las visitas al médico, las hospitalizaciones y las pruebas y tratamientos que recibiría normalmente. Muchos estados tienen leyes sobre la cobertura de los planes de seguro para ensayos clínicos. Pregunte al personal del estudio y a su compañía de seguros sobre los costos <u>antes</u> de participar.

¿Cómo puedo encontrar ensayos clínicos?

Existen más de 2,500 ensayos clínicos disponibles en los EE. UU. para la comunidad con carcinoma pulmonar (al momento en que se imprimió esta guía).[21] Sin embargo, no todos los ensayos clínicos estarán disponibles en su área. Los ensayos clínicos pueden estar disponibles en un solo centro oncológico, otros podrían estar disponibles en cientos de centros oncológicos en todo Estados Unidos. La cantidad de centros participantes depende de la enfermedad que se esté estudiando, así como de la fase y la complejidad del ensayo clínico.

Si usted está interesado en participar en un ensayo clínico, existen muchas fuentes de información. Las dos mejores fuentes de información son:

* Su equipo de atención médica (como su oncólogo, radiólogo, neumólogo, etc.). Pregunte a su equipo de atención médica si es apropiado para usted participar en un ensayo clínico en ese momento y cuáles se encuentran disponibles en su centro médico. Si no existen ensayos disponibles en su centro, pregunte a su oncólogo qué fármacos en fase de investigación o procedimientos pueden ser adecuados para usted. Con esta información, puede buscar en la base de datos del gobierno la existencia de algún ensayo clínico disponible en su área.

- La página web de los National Institutes of Health (Institutos Nacionales de Salud - NIH) de los Estados Unidos para la búsqueda de ensayos clínicos es http://ClinicalTrials.gov. Existen muchas otras páginas web con información sobre ensayos clínicos, pero estos sitios usualmente están basados en información extraída de la página del NIH. Esta página web muestra ensayos clínicos patrocinados tanto por el gobierno federal como por compañías privadas.

La lista de ensayos clínicos del NIH incluye más de 136,000 ensayos clínicos disponibles mundialmente, no solo en los EE. UU. Cuando visite la página, haga la búsqueda de ensayos clínicos utilizando la información más específica posible. Por ejemplo, si su diagnóstico es cáncer pulmonar de células pequeñas, realice la búsqueda como "SCLC in the US" (CPCP en los EE. UU.). Posteriormente aparecerá una lista con todos los estudios de la base de datos. En la lista, podrá obtener información con respecto al estado actual del ensayo clínico (Completado, Reclutando, Todavía no reclutando, Activo, etc.). La lista incluirá en qué condiciones se están enfocando en el ensayo y qué tratamientos se están probando (fármaco, radioterapia, etc.). Al hacer clic en el nombre del estudio, se abrirá una nueva ventana donde se muestra información más detallada sobre el estudio específico, incluyendo cuánto tiempo se espera que dure el estudio, los requisitos de elegibilidad, cómo se medirán los resultados y quiénes son los contactos para el ensayo. Si encuentra ensayos que sean adecuados para usted, es imperativo que los dialogue con su equipo de atención médica.[21]

> Buscar un ensayo clínico puede ser muy confuso, ya que la lista resultante puede contener cientos de posibilidades. Estamos aquí para ayudar—póngase en contacto con la ALCF para obtener ayuda para identificar ensayos clínicos en su área que puedan ser de su interés.

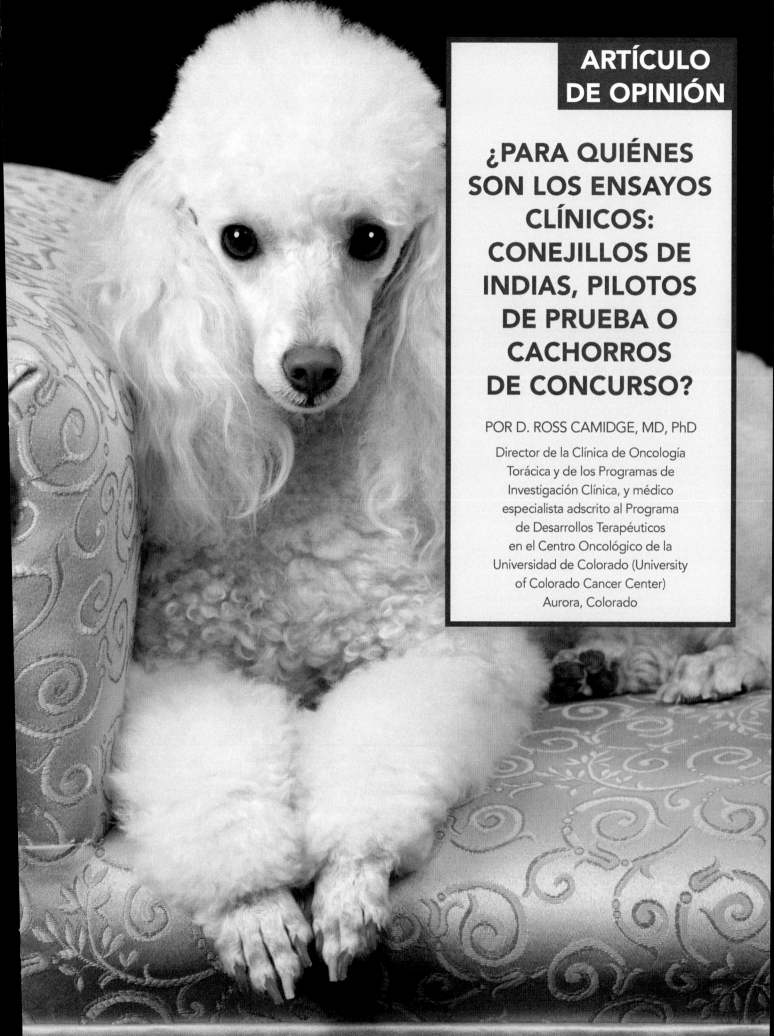

ARTÍCULO
DE OPINIÓN

¿PARA QUIÉNES SON LOS ENSAYOS CLÍNICOS: CONEJILLOS DE INDIAS, PILOTOS DE PRUEBA O CACHORROS DE CONCURSO?

POR D. ROSS CAMIDGE, MD, PhD

Director de la Clínica de Oncología
Torácica y de los Programas de
Investigación Clínica, y médico
especialista adscrito al Programa
de Desarrollos Terapéuticos
en el Centro Oncológico de la
Universidad de Colorado (University
of Colorado Cancer Center)
Aurora, Colorado

ÍNDICE

INTRODUCCIÓN

1) Introducción

Mientras que todas las personas con un diagnóstico de cáncer quieren obtener el mejor tratamiento, ¿cómo sabe alguien qué es lo "mejor"?

Hace 100 años, cuando un vendedor se paraba detrás de su carreta y sostenía botellas de pociones milagrosas, que ofrecía como la "mejor medicina", por lo menos al principio, normalmente la venta venía acompañada de una maravillosa historia de cómo fue descubierta o del impresionante testimonio de alguien (pagado) a quien había curado. Tristemente, todavía existen esos vendedores de pociones milagrosas en el siglo veintiuno. Aunque hoy en día ellos trabajan a través del Internet en lugar de hacerlo desde una carreta. Afortunadamente, ya no dependemos solamente de ellos como fuente de información. Ahora, a lo largo de los años, se han establecido procedimientos rigurosos y basados en evidencia para establecer y justificar las afirmaciones asociadas con cualquier producto médico autorizado. Este procedimiento involucra la participación de pacientes en ensayos clínicos formales.

En este artículo intentaré explicar el porqué y el cómo se realizan estos ensayos clínicos en el área de la oncología. Sin embargo, inclusive si reconocemos el valor de la información objetiva de los ensayos clínicos, esto no se traduce automáticamente en querer participar en el proceso uno mismo. Por lo tanto, también intentaré dar algunos consejos para ayudarle a usted y a sus familiares y amigos a decidir si un determinado ensayo es algo que usted, en lo personal, pudiera estar interesado en participar en cualquier etapa de tratamiento de su cáncer.

2) Definición de la terminología de los tratamientos para el cáncer desde el principio—estadios de la enfermedad y las opciones terapéuticas:

Los carcinomas vienen en todos los tipos, formas y tamaños. Los tratamientos para el cáncer van desde la cirugía, la radioterapia hasta llegar a tratamientos basados en medicamentos, ya sea por sí solos o en combinación con alguno de los otros tratamientos. Cuando el cáncer no se ha propagado demasiado por el cuerpo, ya sea que solo haya pasado a los ganglios linfáticos más cercanos que cubren cierta área del cuerpo o que no haya pasado a ningún ganglio linfático, a esto se le conoce como cáncer en estadio temprano (en estas etapas usualmente se incluye lo que formalmente se refiere a los estadios I o II del cáncer). Si se involucran a demasiados ganglios linfáticos o a nódulos más distantes de donde se encuentra el cáncer principal, a esto se le puede llamar cáncer en estadio localmente avanzado (esto engloba mayormente lo que se conoce como estadio III de la enfermedad). Si el cáncer se ha propagado a otros órganos o estructuras del cuerpo como el hígado, los huesos o el cerebro, entonces el cáncer se considera más avanzado, a esto se le conoce como "metastásico" o en estadio IV de la enfermedad.

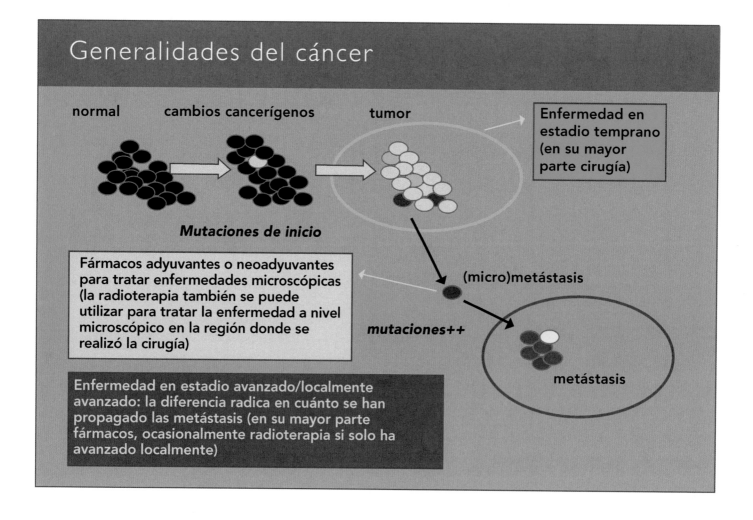

Generalidades del cáncer

normal **cambios cancerígenos** **tumor** **Enfermedad en estadio temprano (en su mayor parte cirugía)**

Mutaciones de inicio

Fármacos adyuvantes o neoadyuvantes para tratar enfermedades microscópicas (la radioterapia también se puede utilizar para tratar la enfermedad a nivel microscópico en la región donde se realizó la cirugía)

(micro)metástasis

mutaciones++

metástasis

Enfermedad en estadio avanzado/localmente avanzado: la diferencia radica en cuánto se han propagado las metástasis (en su mayor parte fármacos, ocasionalmente radioterapia si solo ha avanzado localmente)

2a) Carcinomas en estadios tempranos:

En general, los carcinomas en estadios tempranos tienden a ser mayormente curables. El tratamiento definitivo para estos carcinomas es la cirugía aunque la radioterapia a altas dosis, en ocasiones llamada radioterapia radical, puede ser igual de efectiva en algunos casos. Sin embargo, como a la mayoría de nosotros nos gustaría tener el cáncer fuera de nuestros cuerpos por completo, la radioterapia como alternativa para la cirugía en etapas tempranas de la enfermedad se reserva usualmente para pacientes que no están en condiciones de ser operados o que por otros motivos no desean la cirugía. En ocasiones, también se puede administrar quimioterapia, otro tratamiento basado en fármacos, radioterapia o una combinación de ellas antes de una cirugía. A esto se le llama tratamiento "neoadyuvante" y usualmente se administra para ayudar a reducir el tamaño del cáncer ya sea para que la cirugía sea más fácil y/o para aumentar las probabilidades de eliminar el cáncer por completo. En lugar de la terapia neoadyuvante (o además de esta terapia), **después** de la cirugía se puede utilizar quimioterapia y, en ocasiones, radioterapia aplicada en el lugar donde se encontraba el cáncer, para reducir la probabilidad de que regrese. Esto es con el fin de tratar la enfermedad microscópica que pudiera continuar ahí, pero que es tan pequeña que no se puede detectar en ese momento. Esto usualmente se utiliza en carcinomas que tengan un alto riesgo de reaparecer, con base en toda la información disponible después de haber retirado el tumor. Este enfoque de "seguridad" se realiza con el fin de maximizar las probabilidades de cura al dar terapias adicionales después de la cirugía. A esto se le conoce como tratamiento adyuvante.

2b) Carcinomas localmente avanzados:

A pesar de que algunos carcinomas localmente avanzados pueden eliminarse a través de la cirugía, con o sin el beneficio de tratamientos concomitantes neoadyuvantes y/o adyuvantes, otros carcinomas en estadio III no pueden ser operados. Por ejemplo, en el carcinoma de células no pequeñas, uno de los tipos más graves de cáncer, se considera así debido a que el cáncer se ha propagado a ganglios linfáticos de ambos lados del centro del tórax o a los ganglios linfáticos que se localizan detrás de las clavículas.

Sin embargo, la localización exacta de los ganglios linfáticos que permiten diferenciar entre el estadio II (etapa temprana de la enfermedad) y el estadio III (enfermedad localmente avanzada) variará dependiendo del tipo de cáncer particular y de la región del cuerpo afectada. Para los carcinomas que inician en la pelvis, como el de próstata y el de ovario, los ganglios linfáticos que determinan cuánto se ha propagado la enfermedad serán diferentes, por ejemplo, a los de relevancia para el cáncer de mama, que inicia en la pared torácica.

Tradicionalmente no se realizan cirugías para los carcinomas localmente avanzados, aunque existen algunas excepciones. Esto se debe a los riesgos que conlleva no retirar todos los depósitos conocidos de la enfermedad o a que las probabilidades de existencia de tumores metastásicos desconocidos en otras partes del cuerpo son demasiado elevadas para los carcinomas localmente avanzados. A los cirujanos no les parece correcto someter a pacientes a cirugías complicadas que a fin de cuentas no los curarán. Más bien, se considera que el estándar de oro actual para el estadio III de la enfermedad inoperable son altas dosis de radioterapia en todos los lugares identificados con cáncer concomitante con quimioterapia. La quimioterapia en este entorno funciona como ayuda para hacer que la radioterapia sea más efectiva y para tratar la enfermedad microscópica invisible que se pudiera localizar en otras partes del cuerpo. Aunque algunos pacientes en estadio III de la enfermedad pueden curarse con este enfoque, desafortunadamente las tasas de recaída todavía son muy elevadas.

2c) Cánceres avanzados/metastásicos:

En contraste con la enfermedad en estadio temprano y la localmente avanzada, la enfermedad avanzada o metastásica usualmente no es tratada con cirugía ni con altas dosis de radioterapia, excepto en casos raros donde existen pocos sitios involucrados (llamado "enfermedad oligometastásica"). En lugar de esto, cuando la enfermedad se localiza en diferentes partes del cuerpo o en otras áreas de difícil localización precisa (como el líquido alrededor de los pulmones), los fármacos como la quimioterapia son el tratamiento ideal, ya que pueden circular en las diferentes partes del cuerpo. En estas circunstancias el tratamiento por lo general no se considera curativo, sino que actúa como un medio para controlar el cáncer. En esta situación, control significa varias cosas diferentes. Por ejemplo, una lentificación del progreso del cáncer o una reducción de la cantidad de cáncer en el cuerpo, por ejemplo disminución del tamaño de cualquier masa observada en los estudios de imagen. Control también puede interpretarse como una mejoría en los síntomas, si estos estaban presentes al iniciar el tratamiento. También podría querer decir un cambio en el curso natural de la enfermedad, como una persona con cáncer incurable y grave que vive más tiempo. En ocasiones, esto puede ser difícil de comprender como una meta de tratamiento. Si usted no puede curarme —¿para qué molestarse? ¿Acaso no se está aplazando lo inevitable? Existen dos respuestas a estas preguntas de suma importancia. La primera es puramente pragmática—si usted tiene síntomas por el cáncer, y el tratamiento puede hacer que mejoren, o posponer su aparición, sin importar cuánto tiempo le quede, será tiempo de mejor calidad. Sin embargo, pueden existir efectos secundarios con los tratamientos para el cáncer y siempre se deberá tener en consideración la gravedad y la duración de estos, en contraste con los síntomas asociados con la enfermedad que se supone van a tratar. También se puede usar el cuidado sintomático puro, que no ataca a la causa fundamental, por ejemplo tratamiento según sea necesario con analgésicos, oxígeno, medicamentos para las náuseas, etc., y puede formar parte de un plan de tratamiento, o constituir el plan de tratamiento completo en sí. La segunda respuesta del por qué tratar el cáncer si no se puede curar, es más filosófica y cada uno de nosotros podría tener una reacción diferente a ella. En lo personal, yo suelo pensar en diferentes cosas que incluyen:

- Muchas condiciones graves y que reducen la esperanza de vida no son curables; sin embargo, nosotros las tratamos con el fin de maximizar nuestra calidad y cantidad de vida tanto actual como potencial. Algunos ejemplos son el VIH, la diabetes, las enfermedades del corazón, el asma o el EPOC (enfermedad pulmonar obstructiva crónica). Es bastante razonable utilizar analogías entre el cáncer y otras enfermedades que cambian la vida como el VIH, enfermedades graves del corazón y EPOC severo. Sin embargo, para algunos subtipos de cáncer, las analogías con el asma y la diabetes podrían ser una meta alcanzable en los próximos años.

- En el peor de los casos, si la enfermedad iba a terminar con mi vida en un periodo corto de tiempo y el tratamiento me pudiera dar la oportunidad de alcanzar una meta específica, como un evento que yo quería ver o participar en una fecha específica tal como una boda, navidad, una reunión familiar o simplemente para poner mis cosas en orden, yo lo consideraría.

Los tratamientos para los carcinomas más avanzados no son curas sino intentos para controlar la enfermedad. Incluso si se logra controlar la enfermedad, este control no dura para siempre. En lugar de esto, múltiples tratamientos diferentes, llamados tratamientos de primera, segunda, tercera, etc. "línea" son los que usualmente se utilizan. Cada uno podría o no generar control, y la cantidad y duración de dicho control puede variar enormemente.

Por lo tanto, el tratamiento del carcinoma avanzado se caracteriza por un punto de decisión recurrente de tres vías donde, como paciente, se regresa al punto donde reconsidera cada nueva línea de terapia: (1) solo tratar los síntomas, (2) tratar los síntomas y recibir terapia estándar contra el cáncer o (3) tratar los síntomas y recibir terapia contra el cáncer dentro de un ensayo clínico (Figura 1). Cual de las tres vías sea más atractiva para usted o la más apropiada, variará según el caso. En cada situación dependerá de su estado físico, su estado mental y los detalles de los efectos secundarios, los inconvenientes y las probabilidades de éxito de los tratamientos que se encuentren disponibles en ese momento o para ese enfoque de tratamiento.

El punto decisivo recurrente de 3 vías del carcinoma avanzado:

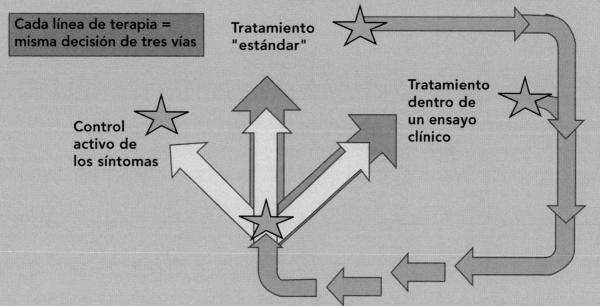

Cada línea de terapia = misma decisión de tres vías

Tratamiento "estándar"

Tratamiento dentro de un ensayo clínico

Control activo de los síntomas

El tratamiento deja de funcionar o deja de ser tolerable

Nota: El control activo de los síntomas puede ser la única decisión de tratamiento o ser parte del "estándar" o de los tratamientos para el cáncer basados en ensayos clínicos.

3) Ensayos clínicos—Generalidades

Asumamos por un momento que usted no es un participante de un ensayo clínico, sino que simplemente es un consumidor de la información proveniente de ellos. Los ensayos clínicos establecen una manera de determinar cuál es el mejor tratamiento para una condición específica, para una indicación específica, en cualquier momento (para este o aquel tipo de cáncer) en su fase temprana, localmente avanzada o metastásica; en la fase metastásica, para la primera, segunda, tercera línea de terapia. Esto se establece con base en buena evidencia, en un medio libre de prejuicios, a través de procesos bien definidos y establecidos, los cuales son altamente supervisados. Con esto se pretende colocar la toma de decisiones en un plano objetivo, por encima de los deseos de las personas que simplemente desean vendernos algo o por encima de aquellos que pueden decidir qué es bueno o malo para nosotros solo por instinto.

PERO... al tratar de manejar el diagnóstico de cáncer, nuestro médico puede mencionar la opción de participar en un ensayo clínico, y esto puede agregar una cantidad enorme de estrés a la situación:

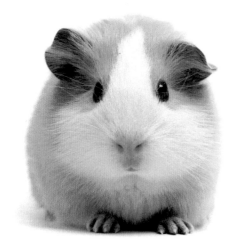

- *Yo no entiendo esto, es demasiada información para mí.*
- *¿Y si no es una buena idea?, ¿cómo puedo determinar eso?*
- *No quiero que mi decisión moleste a mi médico y/o familia.*
- *No quiero ser un conejillo de indias.*
- *¿Qué sucede si me toca recibir el placebo (tratamiento ficticio)?*
- *¿Y qué hay de los efectos secundarios?*
- *¿Quién va a pagar por todo esto?*

¿CONEJILLO DE INDIAS?

Veamos más en detalle lo que son los ensayos clínicos, de qué se tratan y qué hay que buscar en ellos.

4) ¿En dónde encajan los ensayos clínicos?

La mayoría de los ensayos clínicos son para los estadios avanzados de la enfermedad con algún tipo de tratamiento sobre una línea terapéutica en particular. También existen ensayos clínicos para los estadios tempranos y localmente avanzados de la enfermedad, pero son menos comunes y usualmente solo son grandes ensayos de fase III (ver a continuación). Esto se debe a que la cura es una posibilidad más realista en estas etapas de la enfermedad, así que un nuevo fármaco o línea de tratamiento debe contar con una enorme cantidad de evidencia de respaldo antes de que alguien considere cambiar una línea de tratamiento curativa ya establecida.

Aunque pueden existir ensayo clínicos para casi cualquier cosa, desde una prueba de diagnóstico, un procedimiento quirúrgico, hasta radioterapia, alivio de los síntomas y asesoría, la mayoría de los ensayos clínicos para el cáncer se basan en el desarrollo e integración de un fármaco nuevo. Por lo tanto, con el fin de simplificar las cosas, de ahora en adelante solo nos referiremos en este artículo a los ensayos de **fármacos** para el tratamiento del cáncer. Un ensayo clínico de fármacos puede ser:

• *Un nuevo tratamiento en sí mismo.*

• *Un nuevo tratamiento agregado a un tratamiento estándar.*

• *Un nuevo tratamiento por sí solo o agregado a un tratamiento estándar,*
  en comparación con *un tratamiento estándar por sí solo (estudio aleatorizado).*

Los estudios aleatorizados pueden ser abiertos (de etiqueta abierta), donde usted sabe cuál de los tratamientos disponibles estará recibiendo. Los estudios también pueden ser "ciegos". Un estudio "ciego" es aquel "controlado por placebo", donde podría recibir un tratamiento ficticio o el tratamiento nuevo, ya sea por sí solo o en combinación con una terapia estándar, pero probablemente ni usted ni el médico sepan cuál de los dos tratamientos vaya a recibir (aunque existen códigos que más adelante revelarán estos tratamientos a los organizadores del estudio). También es importante tener en cuenta que cuando algo se compara con el "tratamiento estándar", este estándar podría ser de hecho el control activo de los síntomas por sí solo. En otras palabras, no existe tratamiento para el cáncer en sí en ese marco de estudio en particular.

5) ¿Califico para participar en un ensayo clínico?

Generalmente, no tiene ningún sentido considerar un estudio para el cual no califica. La mayoría de los ensayos buscan ciertos criterios específicos y no tienen mucha capacidad para ser flexibles en sus criterios de elegibilidad. Por lo tanto, su médico por lo menos debe identificarlo como potencialmente elegible antes de mencionar un ensayo específico, para que ninguno de los dos pierda su tiempo y energía dialogando sobre algo que nunca va a suceder. Cada ensayo cuenta con criterios de inclusión y exclusión específicos que su médico puede investigar con anterioridad y determinar si cumple con ellos. Aunque en muchas ocasiones es fácil determinar la elegibilidad o inegibilidad, por ejemplo, si tiene cáncer de colon usted no calificará para participar en un ensayo diseñado para personas con cáncer de mama, o si está en una etapa temprana de la enfermedad, no calificará para participar en un ensayo diseñado para etapas avanzadas, etc. Es posible que haya otros motivos por los cuales podría no ser elegible para un determinado estudio, pero que estos no se manifiesten hasta que se le realicen más pruebas y se obtengan los resultados. Las tres razones más comunes por las que las personas con cáncer no califican para un ensayo clínico son: la línea de terapia no es la adecuada, no se encuentra en condiciones para participar y, de manera menos frecuente, no cuenta con la cobertura de seguro médico adecuada. Hablemos sobre cada una en detalle:

5a) Línea de terapia: una línea de terapia se refiere a un tratamiento completo que usualmente conlleva exposiciones repetidas y diferentes al tratamiento (ciclos) con un fármaco específico o con una combinación de ellos para estadios avanzados. Cada fármaco o combinación de fármacos que se pruebe para controlar su cáncer es una línea de terapia y se enumeran de manera secuencial (terapia de primera línea, de segunda línea, de tercera línea, etc.). Si utilizamos el carcinoma pulmonar de células pequeñas como ejemplo, la combinación de carboplatino y paclitaxel durante seis ciclos es un tratamiento de primera línea bastante común (dos fármacos dentro de la terapia de primera línea). Posteriormente podría seguir, por ejemplo, múltiples ciclos de pemetrexed que comienzan cuando el cáncer vuelve a aparecer (tratamiento de segunda línea) que posteriormente se puede seguir con Erlotinib (Tarceva) en tabletas una vez que el pemetrexed deje de mantener al cáncer bajo control (tratamiento de tercera línea). Para los diferentes tipos de cáncer existen fármacos específicos con diferentes ciclos, pero se respetan los principios de nombrar cada nuevo régimen de fármacos para controlar el cáncer de manera secuencial como líneas de terapia (o "líneas de defensa"). Cabe mencionar que el mismo fármaco puede llegar a utilizarse en diferentes líneas de terapia en diferentes personas. Por ejemplo, tal vez el Sr. Pérez reciba pemetrexed con carboplatino como parte de su terapia de primera línea en vez de utilizar paclitaxel, en cambio el Sr. López puede recibir pemetrexed **después** de la combinación de carboplatino y paclitaxel, en donde el pemetrexed sería su tratamiento de segunda línea.

No todos los ensayos clínicos han sido redactados de la misma manera, pero la mayoría de los ensayos clínicos de fase II y III están limitados a estudiar solamente una línea de terapia particular. En otras palabras, usted puede ser elegible si ha tenido dos tratamientos diferentes en el pasado, mas no tres, o uno pero no dos, etc. Los ensayos de fase I (ver a continuación) son una importante excepción a esta regla y usualmente están abiertos a las personas sin importar cuántas líneas de terapia diferentes han recibido en el pasado. Las diferentes áreas de controversia que varían entre los estudios incluyen: (a) si **cualquier** exposición a fármacos cuenta, inclusive si el tratamiento se abandona en una etapa temprana debido a los efectos secundarios o reacciones alérgicas, o si se tiene que demostrar que no está funcionando para el tratamiento del cáncer a través de estudios que demuestren que el cáncer sigue creciendo a pesar del tratamiento, (b) si cualquier tratamiento proporcionado cerca del momento de la cirugía (como tratamiento adyuvante o neoadyuvante) para las etapas tempranas de la enfermedad cuentan dado el caso de que posteriormente vuelve aparecer como enfermedad en estadio avanzado y (c) si todos los fármacos cuentan igual como, por ejemplo, si las quimioterapias se cuentan de la misma manera que las "terapias dirigidas" como lo es el Erlotinib (Tarceva), o si se cuentan de manera diferente. El razonamiento en particular para este último se debe a que cuando los carcinomas se vuelven resistentes a un tipo de quimioterapia puede existir un efecto sobreañadido de tal manera que también podrían volverse resistentes a otras quimioterapias. Por este motivo, las líneas de terapia se perciben como un elemento importante para nivelar el campo cuando se prueba un nuevo fármaco en un entorno específico. Sin embargo, la "resistencia cruzada" a las quimioterapias podrían afectar a los fármacos que trabajan de maneras diferentes, como lo son en la terapia dirigida donde la presencia o ausencia de un factor molecular específico podría ser un factor determinante más importante para la actividad o inactividad del fármaco, de tal manera que la relación entre las líneas de terapia y las quimioterapias previas podrían ser una variable menos importante que afecte la actividad de estos nuevos fármacos.

5b) Capacidad para participar: de cierta manera, todos los participantes en un ensayo clínico actúan como pilotos de prueba, al probar un nuevo fármaco o combinaciones de fármacos, ya que se intenta averiguar si funcionan bien para el tratamiento del cáncer y saber lo que no funciona bien, como la presencia de efectos secundarios o la "toxicidad" del tratamiento. Debido a que la cantidad de personas que han probado nuevo fármaco variará conforme avanza el tiempo, al igual que en el mundo real con los pilotos de pruebas, tiene más sentido dejar que solo los pilotos más aptos y en mejores condiciones sean los que vuelen sus aviones experimentales. En el mundo de los ensayos clínicos, esto se traduce en establecer ciertos lineamientos de condiciones que los pacientes deben cumplir para poder ser elegibles para un ensayo en particular debido a motivos de seguridad, de modo que puedan lidiar mejor con los posibles efectos secundarios que pudieran presentarse. Los requisitos de condiciones de salud suelen ser muy elevados para los ensayos de fase I y menos complejos en los ensayos de fase III debido a que el conocimiento y la confianza con respecto al nuevo fármaco se incrementan al pasar el tiempo. "Condiciones de salud" no se refiere necesariamente a la capacidad física del cuerpo (aunque las condiciones de desempeño en general del paciente es una de las condiciones que se consideran), sino que a menudo se refiere a asegurarse de que sus riñones e hígado estén funcionando bien, o que no esté tomando algún medicamento que pudiera interactuar potencialmente con el fármaco del estudio, o que no tenga factores de riesgo particulares que lo pudieran poner en mayor riesgo de presentar los efectos secundarios de un fármaco tal como lo son un infarto al corazón reciente o un accidente cerebrovascular. Más aún, la "capacidad" para algunos de los nuevos fármacos enfocados podría significar realizar algunas pruebas en la biopsia original que podrían estar almacenadas en algún laboratorio lejano, con el fin de buscar si el cáncer expresa un marcador que aumenta la posibilidad de que su cáncer responda al nuevo fármaco o que reduzca la posibilidad de resistencia. Estas pruebas moleculares en ocasiones se llaman "biomarcadores predictivos". Tal vez lo más frustrante sobre el capítulo de capacidad para un paciente son todos los obstáculos a los que el individuo debe sobreponerse para poder ser elegible en un ensayo clínico, inclusive si estos obstáculos están fuera de su control. Usted puede ser considerado no elegible por algo tan simple como sus pruebas de sangre, aún cuando se sienta como Superman o la Mujer Maravilla en esos momentos. Aunque ocasionalmente, desde la perspectiva del ensayo clínico, algunos estudios son redactados de manera tan cautelosa que en general estas reglas son incluidas con las mejores intenciones de proteger al paciente de una cantidad excesiva de riesgos asociados con la entidad que se está estudiando.

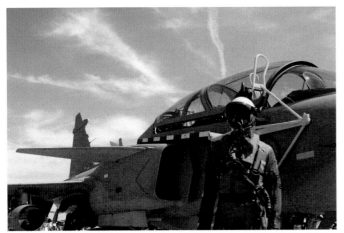
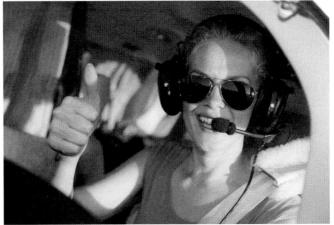

5c) Cobertura del seguro médico: existen diferentes ensayos, diferentes patrocinadores de ensayos y diferentes programas de seguros médicos. Sin embargo, usualmente los costos asociados con los ensayos clínicos tienden a seguir los mismos principios básicos. Primero, si el ensayo incluye elementos de los estándares de cuidado (por ejemplo, fármacos quimioterapéuticos estándar, además de un fármaco experimental (o como alternativa a teste), al igual que sus visitas de rutina al médico y los exámenes para evaluar si el tratamiento está funcionando) estos se cobrarán a su plan de seguro médico. Si su plan requiere de copagos para estos elementos de su cuidado, estos seguirán vigentes. Para los elementos "adicionales" del estudio (exámenes de sangre y radiológicos relacionados con el estudio, cualquier fármaco experimental y cualquier visita adicional con el médico) usualmente estos no se cobran a su plan de seguro médico y son absorbidos por el patrocinador del estudio (ya sea que se trate de una compañía farmacéutica, una persona o institución académica con una beca del gobierno u otra organización que proporcione becas, como caridad). Algunos planes de seguro médico no cubren ningún aspecto relacionado con los ensayos clínicos. Sin embargo, esta es la excepción más que la regla. Si esto sucede, en algunas ocasiones su médico le puede explicar la situación a su compañía de seguros, pero en otras ocasiones no podrán hacerlo. Ya que estamos hablando de costos, una de las cosas importantes a preguntar es sobre la necesidad de cuidados de emergencia por algo directamente relacionado con el estudio (desde una visita médica adicional para el tratamiento de efectos secundarios hasta ser hospitalizado debido a la gravedad de dichos efectos) y si son considerados como parte del estándar de cuidado o como costos específicos del estudio. Otra de las cosas a aclarar es que, si se está beneficiando del uso continuo del fármaco de estudio, podrá continuar recibiéndolo sin costo alguno, incluso después de ser aprobado, cuando otras personas lo empiecen a recibir y tengan que pagar por él.

6) ¿Qué involucra participar en un ensayo?

Participar en un ensayo clínico involucra diferentes cosas en diferentes momentos. En un principio, involucra aclimatarse a algunas situaciones de estrés adicional como, ¿pasará los exámenes de ingreso? Usualmente existen más elementos desconocidos sobre los efectos secundarios y la eficacia del tratamiento en cuestión que con el tratamiento estándar, ¿estos riesgos son aceptables en comparación con los posibles beneficios de participar en este ensayo? ¿Es aceptable para usted realizar visitas o pruebas adicionales con respecto al compromiso de tiempo adicional que esto involucra?

Para ayudarle en la toma de decisiones, en todos los ensayos clínicos hay un paso donde se muestra un "formulario de consentimiento" detallado a los posibles participantes donde se indican todos los puntos a conocer con respecto al tratamiento experimental y las alternativas de tratamiento. También se describe lo que involucra participar en el estudio y se da el tiempo necesario para leer el formulario de consentimiento y realizar todas las preguntas que pudiera tener antes de tomar la decisión de avanzar en el proceso o no.

El concepto de "consentimiento informado" (darle la mayor cantidad de información posible para ayudarle a decidir si desea dar su consentimiento o no para los siguientes pasos) es uno de los elementos vitales de todos los ensayos clínicos de hoy en día. La antidad de información disponible sobre cualquier fármaco nuevo variará dependiendo de si el estudio se encuentra en fase I, II o III. Entre más avanzada sea la fase, más información se tendrá sobre el fármaco. No necesariamente quiere decir que el fármaco sea mejor o peor, solo quiere decir que la cantidad de elementos "conocidos" y "desconocidos" cambian conforme se trata a más gente con ese fármaco.

El otro concepto fundamental es que usted puede retirar su consentimiento en cualquier momento. Firmar el consentimiento informado no le obliga a nada, usted puede cambiar de parecer en cualquier momento. La única consecuencia es que si usted cancela su consentimiento, será retirado del estudio y de toda su participación con el tratamiento experimental asociado. La mayoría de los equipos de estudio intentan ser flexibles (todos vivimos en el mundo real y en ocasiones no podemos cumplir con una cita en alguna fecha en particular) pero en general se espera contar con un acuerdo mutuo de cumplir con lo que se requiere en el estudio lo más que se pueda. Si compromete la esencia del estudio en demasía, el investigador también tiene el derecho de retirarlo del estudio.

Participar en el estudio, una vez pasadas las pruebas de selección, involucra establecer una buena relación mutua de buena comunicación en ambos sentidos entre usted y el equipo del estudio (enfermeros, enfermeros con licencia avanzada, coordinadores del estudio, asistentes de investigación y médicos). También involucra aceptar informar sobre cualquier efecto secundario, mejorías, mantener un reporte de las dosis de tabletas que le faltaron, etc., tal como lo haría un piloto de prueba al reportarse con la torre de control e informar cómo se está comportando el avión.

PILOTOS DE PRUEBA

7) ¿Cuáles son las ventajas potenciales de participar en un ensayo clínico?

En general, existen tres ventajas principales al participar en un estudio:

1. El progreso de nuevo conocimiento que puede ayudar a otros a conocer cuál es el mejor tratamiento disponible para su enfermedad en el futuro.

2. Un participante de un estudio puede tener acceso a un mejor tratamiento (más eficaz o menos tóxico), el cual actualmente no se encuentra disponible fuera del ensayo clínico. Sin embargo, es importante recordar que el nuevo tratamiento puede NO ser mejor que el que ya existe en el mercado (o de otra manera no sería necesario un ensayo para probarlo). También es importante recordar que si está considerando participar en un estudio aleatorizado (ver a continuación), puede terminar obteniendo el mismo tratamiento estándar que podría obtener sin participar en el estudio o inclusive no obtener el nuevo tratamiento.

3. Participar en un ensayo clínico involucra formar una relación cercana con un equipo dedicado de expertos enfocados en su cuidado que podrían aportar muchos beneficios de salud en general, tales como tener una gran cantidad de personas con las cuales puede comunicarse para pedir ayuda o consejo o que estén pendientes de identificar y actuar con respecto a ciertas condiciones, síntomas o efectos secundarios de manera temprana a diferencia de lo que podría suceder durante sus cuidados médicos estándar. Por esta razón, recuerdo claramente cuando una paciente comentó que en su ensayo clínico ella no se sentía como un conejillo de indias, sino más bien como un cachorro de concurso, con un equipo de gente enfocado totalmente en ella, asegurándose de que todo estuviera lo mejor que pudiera estar.

CACHORROS DE CONCURSO

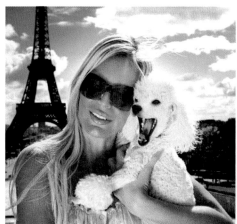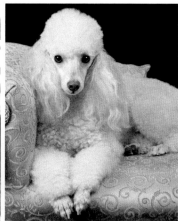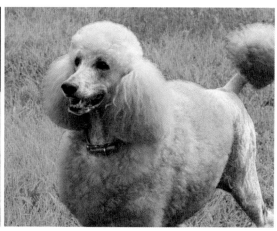

8) ¿Cómo saber si un ensayo en particular es una buena idea o no?

A pesar de que pudieran existir otras razones, la mayoría de nosotros solo consideraría el hecho de participar en un ensayo clínico para obtener acceso a algo **nuevo**. Entonces, ¿cómo podemos saber si lo nuevo es mejor? Si usted no es médico o biólogo molecular, ¿cómo se puede dar cuenta si un ensayo se está enfocando en algo promisorio y que no es simplemente una idea absurda que le podría hacer perder su tiempo?

Primero, tengamos la seguridad de que los ensayos clínicos en los Estados Unidos y en otros países desarrollados son estrictamente vigilados. Desde los ensayos de Nuremberg realizados por los nazis, se ha creado un consenso internacional para establecer los criterios bajo los cuales se deben realizar los ensayos clínicos. Los lineamientos internacionales, como la Declaración de Helsinki, son actualizados con regularidad y se espera que todos los ensayos se apeguen a ellos. Todo ensayo, una vez redactado y antes de poder inscribir a algún paciente, primero tiene que ser aprobado por un conjunto de comités locales (usualmente involucran algún tipo de revisión científica y ética) para confirmar que tiene sentido y que se apega a dichos lineamientos internacionales. Si el ensayo es sobre un nuevo fármaco, entonces también se debe incluir dentro de un listado de nuevos fármacos de investigación (Investigational New Drug - IND) registrado con la Administración de Alimentos y Medicamentos (FDA) de los EE. UU. Así es que, en teoría, no deberían de existir ideas absurdas en un ensayo clínico.

Sin embargo, sigue siendo de vital importancia hacerle dos preguntas particulares a su médico sobre un ensayo que involucre un tratamiento:

1. ¿Cuánto se conoce sobre este nuevo tratamiento?
2. ¿Cuáles son mis opciones si no participo en este estudio?

Principalmente, la respuestas que usted obtenga a estas dos preguntas le ayudará a decidir si un ensayo clínico particular es realmente el ideal para que usted participe en él o no. Así que vayamos por pasos con cada pregunta:

8a) ¿Qué se conoce sobre el tratamiento? – Fases I, II y III.

Todos los ensayos generan debate sin importar si están identificados como ensayos de fase I, II o III. En realidad esto no es de gran importancia. Todo lo que le dice la fase del estudio es cuánta información existe sobre el fármaco y qué podría involucrar la participación, en términos de la frecuencia de las visitas y la posibilidad de aleatorización dentro del estudio. En sí, esto no le dice si el fármaco es mejor o peor que otra cosa. En las manos de un experto, se puede tener acceso al fármaco adecuado para usted a través de ensayos clínicos de cualquier fase.

i) Ensayos de fase I:

Para todos los fármacos, cuando se dan por primera vez a seres humanos, se tiene que analizar cuál es la dosis correcta a administrar, ya sea por sí solo o en combinación con otros fármacos. Estos estudios para encontrar la dosis adecuada se llaman ensayos de fase I. Debido a que se llevan a cabo al inicio de la vida del nuevo fármaco, existen mayores incógnitas que en los ensayos de fases más tardías; por esto, se consideran los estudios más experimentales de todos. Los ensayos de fase I tienden a estar abiertos a todas las personas con cualquier tipo de cáncer avanzado, en cualquier línea de terapia. Tradicionalmente, han sido mayormente aprovechados por aquellas personas que ya han agotado la mayoría, o inclusive todos los tratamientos estándares. Sin embargo, en años recientes, se han creado fármacos con enfoques específicos que podrían ser promisorios para ciertas enfermedades. Debido a esto, algunos ensayos de fase I de fármacos nuevos o de fármacos nuevos en combinación con tratamientos establecidos de primera línea, podrían considerar admitir a pacientes en fases más tempranas de su tratamiento.

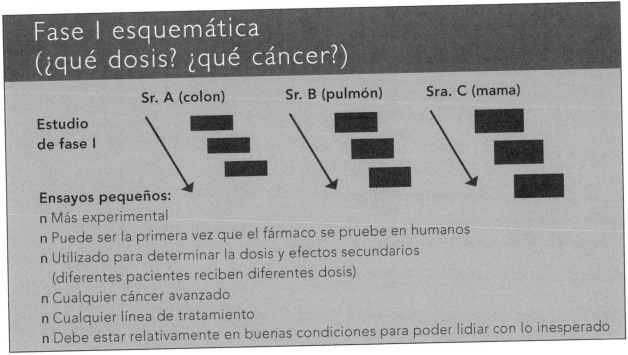

Fase I esquemática (¿qué dosis? ¿qué cáncer?)

Sr. A (colon)   Sr. B (pulmón)   Sra. C (mama)

Estudio de fase I

Ensayos pequeños:
n Más experimental
n Puede ser la primera vez que el fármaco se pruebe en humanos
n Utilizado para determinar la dosis y efectos secundarios (diferentes pacientes reciben diferentes dosis)
n Cualquier cáncer avanzado
n Cualquier línea de tratamiento
n Debe estar relativamente en buenas condiciones para poder lidiar con lo inesperado

Debido a que los ensayos de fase I son estudios para encontrar la dosis óptima, los participantes que ingresan al inicio del estudio reciben una dosis menor que los que ingresan más adelante. En términos generales, la dosis del fármaco se va incrementado con cada nuevo grupo de participantes que ingresan en el estudio y las personas tienden a mantener la misma dosis con la que empezaron. Algunas personas se preocupan, pensando que si ingresan en los primeros grupos con dosis bajas, quizás no reciban la dosis efectiva del fármaco. En contraste, las personas que ingresaron en los últimos grupos se preocupan de estar recibiendo una dosis demasiada alta del fármaco y de tener demasiados efectos secundarios. No existe una respuesta simple para dar tranquilidad a todos los participantes con respecto a estas preocupaciones. Sin embargo, es importante hacer hincapié en que algunos de los nuevos fármacos pueden alcanzar su nivel efectivo muy por debajo del nivel que causan efectos secundarios. También es importante recordar que en todo momento se supervisan los efectos secundarios de manera cuidadosa con el fin de elegir, en última instancia, una dosis tolerable para llevar al ensayo a la siguiente fase. Los participantes deben estar en buenas condiciones generales para ingresar en un ensayo de fase I con el fin de poder lidiar adecuadamente con cualquier evento inesperado. También, la cantidad de pruebas y visitas específicas para el estudio tienden a ser mayores que en ensayos clínicos de otras fases. En términos generales, las pruebas y las observaciones tienden a ser más intensivas al inicio del estudio. Después de alrededor de un mes de estudio, estas se vuelven menos frecuentes ya que es evidente qué tan bien ha estado tolerando el tratamiento. Por cuestiones de seguridad, una vez que cierta cantidad de pacientes han iniciado con una dosis en particular, existe un período de observación (alrededor de tres semanas) en el que solamente se les está tratando y nadie más puede ser admitido en el estudio hasta saber qué tan bien está siendo tolerada esa dosis particular. A todos los pacientes en todos los ensayos clínicos de cualquier fase se les hacen exámenes periódicos y evaluaciones para confirmar que la enfermedad está siendo controlada o que está respondiendo al tratamiento. Si el fármaco no está funcionando en su caso, o si no puede tolerarlo, por lo general abandonará el estudio y regresará al punto de decisión de tres vías mencionado previamente con respecto a qué es lo siguiente que hará.

Ejemplo de fase I (Sra. A)

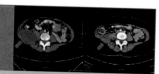

- n Sarcoma avanzado
- n Agotó la quimioterapia estándar
- n Vino a la consulta de fase I al UCCC
- n Es una de las primeras 50 personas en intentar el fármaco experimental
- n Revisión una vez por semana durante el primer mes, ahora se hace revisión después de varios meses
- n Posibles efectos secundarios: fatiga intermitente y el área donde se aplicó radioterapia previamente se inflamó
- n Actividad: disminución progresiva del tamaño tumoral con buen control de la enfermedad durante casi dos años

ii) Estudios de fase II

Una vez que se haya completado un ensayo de fase I, el fármaco (en las dosis determinadas como apropiadas con base en los resultados del ensayo de la fase I) es estudiado en una serie de ensayos de fase II para obtener una mejor idea de su actividad en los diferentes carcinomas a esa dosis. Nota: si usted comenzó en el ensayo de fase I y el fármaco sigue funcionando, continuará participando en dicho ensayo. Es el fármaco el que se expande hacia un nuevo estudio, no usted. Dentro del ensayo de fase II, usualmente todos los pacientes reciben la misma dosis del fármaco y, debido a que se conoce más sobre sus efectos secundarios y tolerabilidad, los requisitos de capacidad para ingresar al estudio son mas laxos al igual que la cantidad de pruebas y visitas es menor. Sin embargo, a estas alturas el fabricante del fármaco comienza a solicitar una licencia específica para este fármaco, por lo que los ensayos de fase II usualmente se restringen al tipo de tumor (donde pueden existir diversos estudios paralelos en fase II, cada uno enfocado en un tipo de tumor diferente) y en una línea de tratamiento (usualmente de primera, segunda o tercera línea pero no más allá de esta).

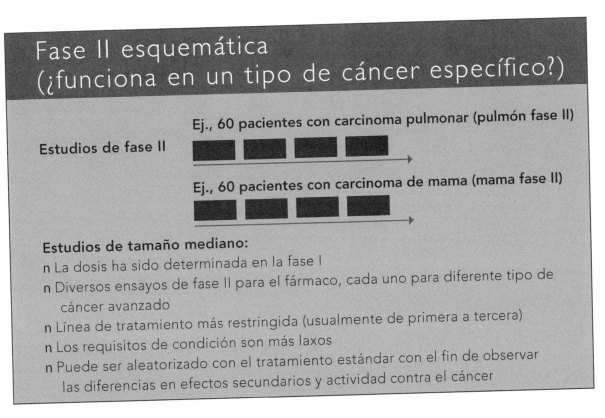

Fase II esquemática
(¿funciona en un tipo de cáncer específico?)

Estudios de fase II

Ej., 60 pacientes con carcinoma pulmonar (pulmón fase II)

Ej., 60 pacientes con carcinoma de mama (mama fase II)

Estudios de tamaño mediano:
n La dosis ha sido determinada en la fase I
n Diversos ensayos de fase II para el fármaco, cada uno para diferente tipo de cáncer avanzado
n Línea de tratamiento más restringida (usualmente de primera a tercera)
n Los requisitos de condición son más laxos
n Puede ser aleatorizado con el tratamiento estándar con el fin de observar las diferencias en efectos secundarios y actividad contra el cáncer

Los ensayos de fase II pueden ser aleatorizados (ver a continuación) ya sea comparando dos diferentes dosis del mismo fármaco o diferentes tratamientos, o inclusive para observar por primera vez un nuevo tratamiento comparado con el tratamiento estándar. Sin embargo, aunque la aleatorización se ha vuelto más común, la mayoría de los ensayos de fase II no son aleatorizados. Por el contrario, la mayoría de los estudios aleatorizados son de fase III.

Ejemplo de fase II (Sra. B)

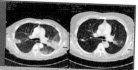

- n Carcinoma pulmonar en estadio avanzado que había respondido a un tratamiento pero regresó
- n Un ensayo de fase II está evaluando una nueva tableta prometedora para el tratamiento de cáncer pulmonar (segunda línea de tratamiento)
- n La dosis fue determinada por el ensayo de fase I que se realizó previamente
- n Efectos secundarios: sarpullido y diarrea
- n Actividad: mejoría en los exámenes radiológicos, dejó de utilizar oxígeno con buen control de la enfermedad durante dos años hasta la fecha

iii) Estudios de fase III:

Una vez que (a) se ha determinado la dosis del fármaco en el ensayo de fase I y (b) se ha identificado un indicio del tipo de tumor sobre el que podría funcionar en los ensayos de fase II, para poder obtener la licencia de la FDA, se debe poder demostrar que el tratamiento es tan bueno o mejor que el tratamiento existente para tratar ese tipo de carcinoma en particular. Este tipo de estudio comparativo a gran escala, casi siempre aleatorizado donde se lo compara con el tratamiento estándar, se denomina estudio de fase III.

Esquema de fase III
(¿funciona mejor que lo que tenemos actualmente?)

**Ensayos
de fase III
(aleatorizados)**

Por ejemplo, cientos de pacientes con cáncer de mama en un estudio en el que se compara el tratamiento estándar con el nuevo tratamiento

Estudios muy grandes:

n Se busca una indicación específica para el fármaco y así obtener la licencia de la FDA

n Línea de tratamiento muy restringida (usualmente de primera a segunda)

n Los requisitos de condición son todavía más laxos

n Siempre se compara de manera aleatorizada con el tratamiento estándar

Como esto puede ser el último paso antes de obtener la licencia para el fármaco, los estudios de fase III son los más restringidos con respecto al tipo de tumor y la línea de tratamiento. Aunque se está intentando desarrollar un producto para uso más amplio en la comunidad y la información sobre este nuevo fármaco específico se ha incrementado desde los primeros estudios, los de fase III pueden ser más laxos con respecto a las condiciones de salud en general. Además de los pilotos insignia, cualquier piloto en general puede ser elegible para participar.

Ejemplo de fase III

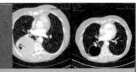

n Primera línea de tratamiento para el carcinoma pulmonar avanzado

n Quimioterapia estándar por sí sola o en combinación con Bevacizumab ('Avastin')—afecta los vasos sanguíneos

n Estudio aleatorizado

n Efectos secundarios: sangrado severo en 1 al 2% de los pacientes que recibieron Bevacizumab

n Pero al agregar el Bevacizumab se mejoraron las tasas de supervivencia en general

n En general los puntos buenos se sobreponen a los malos: ¡se obtiene una nueva licencia y se establece un nuevo estándar de atención médica!

En general, si usted está en la primera o segunda línea de tratamiento para el cáncer avanzado, lo más probable es que se le considere para participar en ensayos de fase II o de fase IIII. Si usted está en la tercera línea de tratamiento o más allá de esta, solo podrá participar en estudios de fase I. Sin embargo, como se ha mencionado previamente, la fase del estudio en realidad solo dice cuánta información se conoce sobre el fármaco y la frecuencia de investigación, visitas adicionales, pruebas adicionales y/o las probabilidades de que el estudio sea aleatorizado. Esto no nos dice si el fármaco va a funcionar o no. Un médico experimentado podría buscar el mejor fármaco en estudio para usted en cualquiera de sus fases. Algo para considerar es la importancia de ser atendido en un centro donde los médicos tienen una gran experiencia en el manejo de su enfermedad y una amplia gama de estudios para seleccionar cuál es el mejor fármaco en cada línea de tratamiento. Si usted cuenta con los medios, la cobertura de seguro médico, las condiciones físicas y/o el deseo de viajar, entonces existe una gran lista de ensayos clínicos (y un buscador que le permite limitar la búsqueda para su tipo de tumor y línea de terapia particular) en la página **www.clinicaltrials.gov.** Su médico **no** tendrá conocimiento de todos los ensayos clínicos que se estén llevando a cabo en el país, por lo que es perfectamente aceptable que usted haga algo de tarea por su cuenta y le pregunte a su médico su opinión sobre los diferentes estudios. Sin embargo, a menos que exista un verdadero descubrimiento que se necesite investigar en mayor profundidad y que solo se encuentre disponible en ese ensayo clínico, la mayoría de las personas no viajarán demasiado para poder participar en un ensayo clínico, especialmente si el ensayo para el que se estaba considerando viajar es un ensayo aleatorizado en el que podría terminar recibiendo el mismo tratamiento que de todos modos hubiera recibido más cerca de casa.

Fase I-III—¿Es importante?

Le dice sobre:

n La cantidad de información

n Las posibilidades de pruebas adicionales relacionadas con el estudio

n Las posibilidades de aletorización

NO le dice con certeza:

n Si funcionará o no para usted

n Si sufrirá efectos secundarios o cuáles serán

Opciones de tratamiento por línea de terapia (Generalización de Cáncer Avanzada)

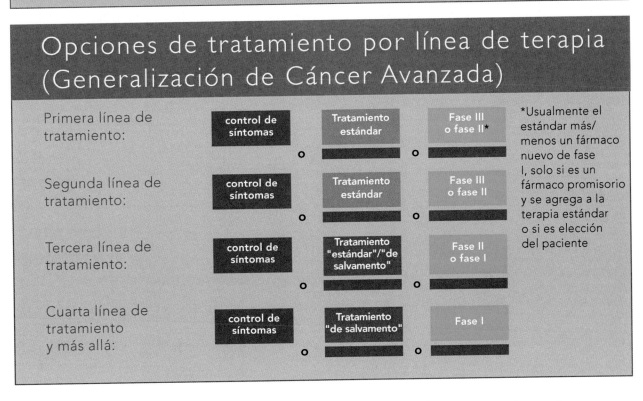

En la figura anterior, el tratamiento de "salvamento" quiere decir otros tipos de quimioterapia "tradicional" disponibles, pero que podrían no estar específicamente aprobadas para su tipo de cáncer particular. En ocasiones, existe una "grieta" en la armadura del cáncer que estas variantes de la quimioterapia tradicional podrían aprovechar. Sin embargo, a veces los carcinomas pueden desarrollar cierta resistencia cruzada a muchos fármacos quimioterapéuticos, de tal manera que entre mayor sea el número de líneas de tratamiento, estas comiencen a manifestar la ley de "rendimiento decreciente". Mi opinión personal es que antes de comenzar a explorar medicamentos tradicionales que se dejaron en el "gabinete", cuando menos intente explorar sus opciones de tratamiento dentro de ensayos clínicos también. Los medicamentos que se hayan dejado en el gabinete continuarán ahí esperándolo después de haber explorado las opciones de ensayos clínicos, pero podría quedar excluido de participar en uno si ya ha pasado por varias líneas de quimioterapia diferentes o su capacidad podría disminuir considerablemente al pasar por estos tratamientos de salvamento.

8b) ¿Cuáles son mis opciones si no participo en un estudio? Si es un estudio aleatorio, ¿cuáles son las opciones de la elección aleatoria?

Habiendo entendido lo que es un ensayo clínico, lo que significa el consentimiento informado, y si pudiera calificar para participar en uno, la pregunta más importante es entender cuáles son sus opciones de tratamiento si no puede participar en el estudio. En parte, esto es para ayudarle tomar una decisión final sobre si desea participar en un ensayo o no, cuántas visitas y pruebas tendría que realizarse si no estuviera en el estudio, existe un tratamiento estándar del cual prescindiría si participara en el estudio, etc. Sin embargo, la razón más importante por la cual se podría hacer esta pregunta es en caso de un ensayo aleatorizado. El punto más importante es la aleatorización (es como lanzar una moneda al aire pero con una computadora que es la que determina en cuál de los dos o más grupos de tratamiento quedará asignado), que es lo que causa el mayor nivel de estrés cuando una persona está tratando de decidir si desea participar en un ensayo clínico o no. Cuando se trata de un ensayo controlado por placebo (tratamiento ficticio, en lugar del tratamiento real) esto solamente aumenta el nivel de estrés aún más.

Entonces, ¿por qué se molesta el ensayo en aleatorizar a los participantes? La respuesta rápida es que es la única manera de estar seguros si el nuevo tratamiento en realidad es mejor o no. Las personas en ocasiones hablan del "efecto placebo" cuando psicológicamente se sienten mejor (o incluso peor) después de utilizar cierto tratamiento, incluso cuando es solo una tableta sin efecto alguno. Así que si se quiere demostrar a la

FDA que el fármaco en realidad funciona, es necesaro compararlo con algo al mismo nivel, un tipo de competencia como la Pepsi-Cola comparado con Coca-Cola. Los placebos (que son tabletas o inyecciones sin efecto alguno) se utilizan en ocasiones para distinguir entre los efectos reales del fármaco de los efectos secundarios de tomar cualquier tipo de tableta o inyección y así minimizar la posibilidad de que las personas se retiren del ensayo aleatorizado si no quedaron seleccionados en el grupo que ellos deseaban. Aunque las posibilidades de aleatorización y los placebos puede ser algo estresante en qué pensar, estos elementos tienen una función que desempeñar, al ayudarnos a todos a determinar con certeza cuál es el mejor próximo tratamiento. Para ayudarle a lidiar con este estrés, considere utilizar la siguiente lista al realizarle preguntas a su médico:

1. ¿Este es un estudio aleatorizado? De ser así, se le debe informar cuáles son los posibles tratamientos y cuáles son sus probabilidades numéricas de ser asignado al grupo de tratamiento.

2. Si este es un ensayo aleatorizado, ¿existe un grupo placebo? De ser así, se le debe informar de esto por adelantado al igual que sus probabilidades numéricas de quedar en este grupo (por ejemplo, 50:50).

3. Si existe un placebo, ¿es este todo el tratamiento (por ejemplo, obtener solamente medicamento para el control de los síntomas), todas las personas obtienen algún tipo de tratamiento contra el cáncer más el placebo o después se agrega el fármaco del estudio a todo? Cualquier opción es posible, dependiendo mayormente de si existe un estándar que todo mundo deba recibir con esa línea de tratamiento.

4. Si existe un grupo placebo en el ensayo y el fármaco no funciona, ¿el médico podrá averiguar (rápidamente) si usted recibió el placebo y ofrecerle algún otro tratamiento? A esto se le llama "desenmascarar" o "cruzar". La disponibilidad de esta opción varía pero es un punto positivo del estudio si esto se encuentra disponible, sería como una segunda oportunidad.

5. Si no existe placebo y solo se comparan dos tratamientos diferentes (Pepsi-Cola contra Coca-Cola) es MUY importante aclarar si el tratamiento "estándar" sería el mismo tratamiento que recibiría si no participara en el ensayo.

Este último punto es sumamente importante.

A un nivel simple, digamos que usualmente existen dos tratamientos de quimioterapia estándar diferentes, ambos igual de efectivos para tratar su cáncer, pero uno de ellos se administra en menos dosis (menos visitas) y hace que se le caiga su cabello, mientras que el otro no tiene este efecto secundario. Si no estuviera en el estudio, tendría la opción de decidir entre los pros y contras de ambos tratamientos. Dentro de un estudio aleatorizado de un fármaco X agregado a una quimioterapia estándar, es muy probable que solo se haya elegido una de estas quimioterapias estándar. En este estudio, usted puede quedar aleatorizado en el grupo de quimioterapia estándar (la que se da menos frecuente pero que hace que se le caiga su cabello) o en el grupo con la misma quimioterapia estándar más el fármaco X. Aquí, al saber cuáles son sus opciones "fuera del estudio" usted puede tomar la decisión de participar en el estudio donde podría recibir los beneficios de un nuevo fármaco y/o los beneficios generales de participar en un ensayo, pero limitando sus opciones de quimioterapia estándar que pudiera recibir a solo la que le hace perder el cabello (lo cual podría ser algo importante para usted o no, pero de cualquier manera debe ser parte del proceso de decisión informada).

A un nivel más serio y complejo, es muy importante conocer cuáles son sus opciones fuera de los ensayos, ya que los estudios aleatorizados pueden quedar obsoletos incluso mientras se están llevando a cabo. Permítame explicar a qué me refiero con esto. Digamos que el tratamiento estándar es la quimioterapia con la combinación de los fármacos A y B, y se le está ofreciendo participar en un ensayo aleatorizado de fase III donde se compara los fármacos A más B con la combinación de A más B más X (donde X es el nuevo fármaco). Para los ensayos de fase III es necesario reclutar a cientos, incluso miles, de pacientes y posteriormente analizar los resultados para determinar si agregar el fármaco X (o su equivalente) vale la pena en términos eficacia en contra del cáncer y sus efectos secundarios sobreañadidos. Si visita la página **www.clinicaltrials.gov** o realiza una búsqueda en Internet sobre ensayos para el cáncer, encontrará que existen muchos ensayos diferentes que se están llevando a cabo al mismo tiempo. Por lo tanto, ¿qué sucede si de la noche a la mañana, el tratamiento de A con B ya no es el estándar adecuado?

¿Qué sucede si alguien encuentra que la combinación de A más B no es tan segura para personas como usted, o que la combinación de C y D en realidad es un mejor tratamiento que A y B para su tipo específico de cáncer? Es posible que su ensayo aleatorizado todavía continúe; sin embargo, esta nueva información es algo que quizás sea de su interés para sopesar si las probabilidades de estar en el grupo del nuevo fármaco X agregado a A y B pesa más que la nueva información relacionada con C y D, que es el nuevo tratamiento estándar para su enfermedad. Por lo tanto, lo más importante es:

Preguntarle a su médico: "Si no participo en el estudio, ¿cuál sería mi tratamiento?"

Solo una vez que haya realizado esta pregunta (¡y esté contento con la respuesta!) podrá evaluar realmente los pros y los contras de participar en un ensayo aleatorizado.

9) ¿Qué sucede si se cambia el punto de vista con respecto a cuál es el "mejor" tratamiento mientras participo en el estudio? ¿Puedo o debo cambiar de tratamiento?

Esta pregunta es mucho más difícil de contestar. Es como imaginar una situación donde ha iniciado con un plan de tratamiento (el cual pudiera o no ser parte de un ensayo) y de repente se anuncia el descubrimiento de un nuevo tratamiento o algo agregado al tipo de tratamiento que usted está recibiendo, que es mejor que su plan de tratamiento actual. Bajo este panorama, yo lo dialogaría con su médico y si es seguro para usted y no se encuentra participando en un ensayo, pregunte si puede cambiar a este nuevo tratamiento estándar. Si usted está participando en un ensayo, probablemente tenga menos flexibilidad, ya que el ensayo no lo cambiará tan rápidamente. En su lugar, debe decidir si la diferencia que puede hacer esta actualización es tan importante como para hacer que considere abandonar el estudio y cambiar a este nuevo estándar. Las cosas que debe considerar son, primero, cuánto tiempo más deberá utilizar el tratamiento del estudio, sobre todo, si es solo por una cantidad definida de ciclos. Si solo le queda un ciclo por cumplir con el estudio, entonces probablemente no tenga sentido abandonarlo en ese punto. Segundo, debe reconocer que, si en el ensayo clínico no está recibiendo solamente el tratamiento estándar, sino el que contiene algo más, usted no sabrá en realidad si este "nuevo estándar" de hecho es mejor que el tratamiento **"más nuevo"** con el que se le está tratando. Si usted está participando en un estudio aleatorizado entonces necesita preguntar si definitivamente se le está administrando el nuevo tratamiento o no. Si usted y su médico desconocen esta información (por ejemplo, que el estudio sea "ciego" y controlado con placebo) entonces deberá sopesar las probabilidades de que en realidad usted esté recibiendo el tratamiento del estudio con los pros y contras de retirarse del estudio para recibir este nuevo estándar que acaba de ser definido. En realidad, estas situaciones no se dan muy frecuentemente con respecto a "nuevos" estándares, y según mi experiencia, estos **no** han sido descubrimientos tan grandes. Por lo tanto, yo usualmente no recomiendo cambiar de caballos a media carrera. Sin embargo, es importante dialogarlo para tomar una decisión con la que usted se sienta más cómodo. Si ya completó el tratamiento, los cambios a lo que anteriormente **era** ese estándar le causarán alguna molestia, pero no hay mucho que se pueda hacer al respecto. Aunque pudiera ser apropiado para usted intentar el nuevo tratamiento más adelante, lo hecho hecho está y no se puede cambiar.

10) Si participo en un estudio, ¿por cuánto tiempo estoy comprometido a permanecer en él?

En términos generales, usted debe permanecer bajo tratamiento en un ensayo hasta que una de las siguientes cosas sucedan:

1. Se comprobó que el fármaco no le estaba funcionando (usualmente debido a un cambio desfavorable de su enfermedad como el crecimiento de su tumor en los exámenes radiográficos).

2. Los efectos secundarios del fármaco fueron tales que se consideró que no era tolerable. En ocasiones, se puede reducir la dosis del fármaco para volverlo a intentar, pero después de un par de reducciones, si los problemas continúan, la mayoría de las personas suspenden su uso al no poder tolerarlo.

3. Ha completado una cierta cantidad de ciclos del tratamiento predeterminados por el ensayo; por ejemplo, todo lo que una persona puede tolerar son de 4 a 6 ciclos de quimioterapia tradicional y, si se completan dentro del tiempo predeterminado, su efecto es tan bueno como se pudiera esperar. Sin embargo, este no es el caso de algunos de los nuevos tratamientos, que se toleran mejor y actúan de maneras muy diferentes a la quimioterapia tradicional. Por ejemplo, definir una cantidad predeterminada de ciclos, es algo totalmente inusual con los nuevos tratamientos enfocados.

4. Cambia de parecer y cancela su consentimiento.

Incluso si ya no está recibiendo el tratamiento, la mayoría de los ensayos continuarán recabando información sobre usted. Por ejemplo, el tiempo en que su cáncer vuelve a aparecer, si este ha regresado o no, o simplemente si se encuentra vivo o no. Las pruebas de laboratorio realizadas a las muestras de sangre y de tejido tumoral a las que dio su consentimiento, pueden continuar evaluándose inclusive años después de haber completado el tratamiento para determinar, retrospectivamente, las cosas en común que compartieron las personas a las que les fue bien y mal a un nivel molecular.

Guía de decisión para ensayos clínicos

- n ¿Califico?

- n ¿Mi póliza de seguro médico cubrirá mis cuidados estándar?

- n ¿Cuáles son mis opciones si no participo en este estudio?

- n ¿Qué se sabe sobre los efectos secundarios?

- n ¿Qué se ha observado hasta el momento que pudiera hacerle pensar que funcionará o no?

- n ¿Cuántas visitas/pruebas adicionales se requieren?

(las respuestas a estas preguntas variarán según la fase del ensayo)

Guía de decisión para ensayos aleatorizados

- n ¿Este es un ensayo aleatorizado? **¿Recibiré definitivamente el nuevo tratamiento?**

- n Si este **es** un ensayo aleatorizado, ¿conoceré el tratamiento que voy a recibir?

  ¿Se va a utilizar un placebo?

- n Si este **es** un ensayo aleatorizado y recibo el tratamiento estándar, ¿es muy diferente al tratamiento que recibiría si no participara en el estudio?

  ¡MUY IMPORTANTE!

11) En resumen:

Los ensayos clínicos son esenciales para el progreso para ayudarnos a todos a conocer cuál es el mejor tratamiento para las diferentes enfermedades en cualquier momento. En algunas ocasiones, la información generada al participar en un ensayo ayuda a otras personas. A veces, al formar parte del ensayo nos beneficiamos de manera general de los cuidados intensivos recibidos. Otras veces, existen beneficios específicos si el ensayo cuenta con acceso a un nuevo tratamiento que en realidad es mejor. Sin embargo, es importante estar consciente de que nuevo no siempre significa mejor (si no fuera así, no nos veríamos en la necesidad de realizar ensayos). También hay que considerar que en los ensayos aleatorizados, no se le puede asignar automáticamente al grupo que recibirá el tratamiento ni podrá saber si lo va a recibir o no.

Decidir participar en un ensayo clínico puede ser una tarea estresante y lo mejor que puede hacer es realizar muchas preguntas, buscar la opinión de amigos, familiares y otros profesionales, y entender los principios del consentimiento informado. **Nunca se sienta como conejillo de indias, ya que ellos no pueden elegir y usted sí, y también puede cambiar de opinión.**

Idealmente, debido a que siempre existen incógnitas al participar en un ensayo clínico de un nuevo tratamiento, debe estar en las mejores condiciones físicas posibles para poder lidiar con ciertos niveles de efectos secundarios en caso de que le ocurran. Participar en un ensayo clínico significa crear un lazo estrecho de trabajo con sus médicos y personal relacionado con el estudio, ya que la buena comunicación con respecto a cómo se siente es de vital importancia, al igual que el lazo que existe entre los pilotos de prueba y la torre de control. En algunas ocasiones, participar en un ensayo, sin importar qué tratamiento recibió, es benéfico en sí debido a los lazos estrechos que se generan con su equipo médico (como volverse uno de esos "cachorros de concurso" mencionados en el título).

Participar en un ensayo en ocasiones es lo correcto y en otras no lo es (y eso puede cambiar con el transcurso del tiempo) en parte debido a las situaciones específicas del ensayo, las alternativas disponibles y en qué momento se encuentra usted en su tratamiento. Sin embargo, es importante por lo menos considerar dialogar con un experto cada vez que usted se encuentre en su encrucijada de decisión de tres vías descrita previamente.

Sin los pilotos de prueba y cachorros de concurso (y esperemos que no hayan habido demasiados conejillos de indias) que han pasado por esta experiencia antes que nosotros, todavía viviríamos en la época de gente vendiendo pociones milagrosas detrás de sus carretas. En la última década, ya me ha tocado observar cosas increíbles en nuestra lucha contra el cáncer, un avance que solo aumentará al trabajar juntos hacia nuestra meta en común: médicos, científicos, compañías farmacéuticas, equipos de estudio, pilotos de prueba y cachorros de concurso trabajando en conjunto para hacer del cáncer una nota insignificante en la futura vida de las personas y no el encabezado de ellas.

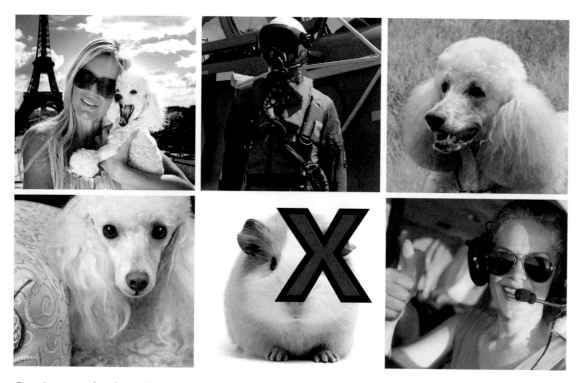

Gracias a todos los pilotos de prueba y los cachorros de concurso que siguen ayudando a definir (y redefinir) la vanguardia en el cuidado del cáncer todos y cada uno de los años.

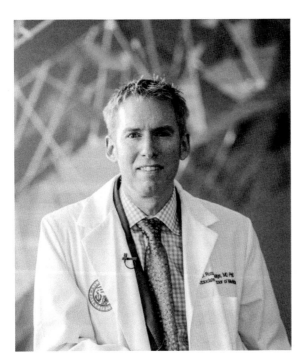

Sobre el autor:

D. Ross Camidge se graduó en la carrera de medicina en la Universidad de Oxford, en Reino Unido. También hizo un doctorado en biología molecular en la Universidad de Cambridge. Tiene entrenamiento en oncología médica y farmacología clínica y es experto en el desarrollo de nuevos fármacos contra el cáncer. Inició su colaboración con la Universidad de Colorado en el 2005, inicialmente como profesor visitante y después como miembro de la facultad de tiempo completo en octubre de 2007. Es el director de la Clínica de Oncología Torácica y de los Programas de Investigación Clínica, además de ser un médico especialista adscrito al Programa de Desarrollos Terapéuticos en el Centro Oncológico de la Universidad de Colorado (University of Colorado Cancer Center).

LA SALA DE CÁNCER DE PULMÓN...

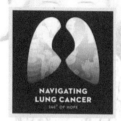

LLEVE ESPERANZA A CASA

CADA TERCER

MARTES

¡ÚNASE A NOSOTROS! ¡EN VIVO!

Sea que se una a nosotros en la sala en vivo, o que asista remotamente por medio de Ustream en su computadora, usted estará informado acerca de vivir con cáncer de pulmón.

QUIÉN: Grupo de Apoyo de la Sala de Cáncer de Pulmón

CUÁNDO: tercer martes/mensualmente (5:30-7:30 PST)

DÓNDE: sala de ALCF, 1100 Industrial Road, #1, San Carlos, California 94070

O bien, desde su sala: www.ustream.com y seleccione **Lung Cancer Living Room Support Group Channel (Canal del Grupo de apoyo de la Sala de Cáncer de Pulmón)**

QUÉ: oradores invitados, bebidas y aperitivos

INFORMACIÓN: Michele Zeh—Gerente de Servicios al Paciente y Programas para Pacientes
michele@lungcancerfoundation.org

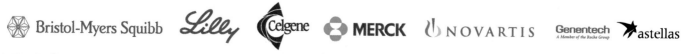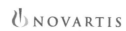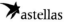

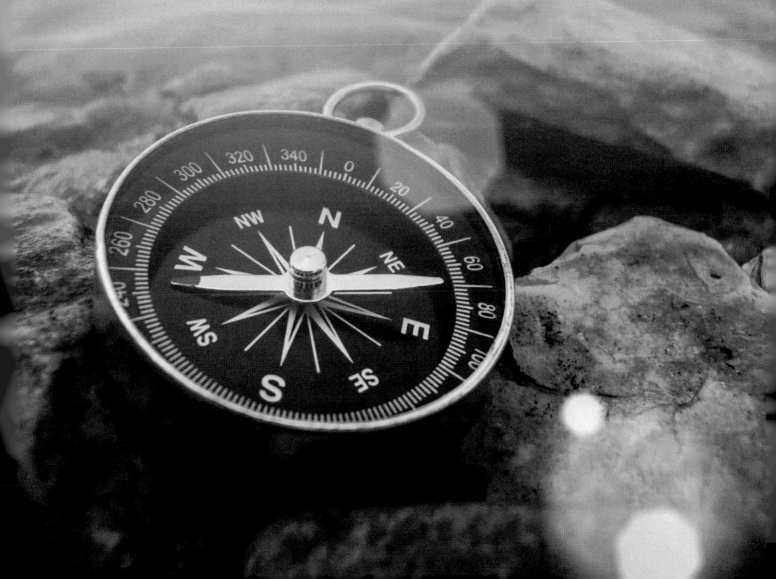

VIVIR CON CÁNCER DE PULMÓN

"Cuando se siente abrumado o no sabe a dónde acudir, la Fundación del Cáncer de Pulmón se convierte en un "hogar" — un paraíso de calma seguro lleno de personas humanitarias que compartirán su asombroso conocimiento y le darán el valor y la fuerza (junto con la fe en Dios) para afrontar el viaje sabiendo que está tomando las mejores elecciones posibles para USTED".

—Janice Lalley, *sobreviviente*

VIVIR CON CÁNCER DE PULMÓN

Al ser diagnosticado con cáncer de pulmón e iniciar los tratamientos, comenzará a darse cuenta de los múltiples cambios que están sucediendo en su vida. Conforme cambia su estado de salud y tratamientos, también cambiarán los cuidados que reciba. Durante estas etapas de cambio, es posible que tenga problemas al pasar de una fase a la otra. Su equipo de atención médica podrá ayudarle en la transición entre fases al trabajar con usted para crear un plan de cuidado transicional.

Planeación de cuidados transicionales

La planeación de cuidados transicionales le ayudará a encontrar un equilibrio saludable entre su enfermedad y el resto de su vida. En medio de tratamientos y visitas al médico, algunos días en los que no se sienta bien, etc., su familia, su situación económica y su situación laboral continúan avanzando. Es posible que se sienta deprimido o ansioso sobre estas situaciones que por el momento no puede manejar. La planeación de cuidados transicionales puede ayudarle a identificar y manejar estos problemas para minimizar su impacto en su tratamiento y proceso de sanación. Su equipo de atención médica le ayudará con orientación y apoyo para usted y su familia, proporcionando apoyo y recursos que podría necesitar durante su cuidado.

Sus metas de tratamiento cambiarán conforme su cáncer pulmonar mejore o empeore. Durante su tratamiento activo, puede recibir quimioterapia, radioterapia, cirugía, alguna terapia de combinación o un tratamiento experimental nuevo. También estará recibiendo cuidados de apoyo para tratar los síntomas del cáncer pulmonar al igual que los efectos secundarios del tratamiento. Se le dará terapia paliativa para mejorar su calidad de vida en cualquier punto de su viaje con el cáncer o para darle la mayor comodidad al final de la vida. Como cada tipo de cuidado es diferente, su plan de cuidados transicionales le puede ayudar a usted y a su familia a adaptarse, al ayudarle con los problemas cotidianos, problemas médicos y problemas emocionales que pudieran presentarse durante cada fase. Debido que usted es una persona única, su plan de cuidados transicionales también será único. Su equipo de atención médica le realizará muchas evaluaciones para determinar qué cuidados son necesarios para que pase por cada experiencia sin mayor problema.

Evaluaciones de la planeación de cuidados transicionales

Se realizará una evaluación en cada contacto que usted tenga con su equipo de atención médica. Su oncólogo lo examinará, su enfermero le preguntará sobre efectos secundarios, su estado salud en general, su apetito y sobre cualquier problema que esté teniendo con su vida. El trabajador social y/o asesor financiero le ayudará con cualquier problema que pudiera tener en su trabajo o en su economía. Conforme cambien sus tratamientos, su equipo le ayudará a identificar cualquier necesidad o fuente de estrés que usted o su familia pudieran estar teniendo. De manera más específica, su equipo de trabajo hará evaluaciones físicas, del entorno de cuidado, del sistema de apoyo, de su salud mental y espiritual y de sus necesidades legales. Es posible que estas evaluaciones no se realicen en cada visita, pero definitivamente se harán cuando existan cambios en su estado de salud o en su plan de tratamiento.

Evaluaciones físicas

El equipo de atención médica le hará evaluaciones físicas de manera habitual a lo largo de su tratamiento, pero en especial cuando se le diagnostique cáncer pulmonar, cuando reciba tratamientos o cuando estos tratamientos cambien. De manera general, sus médicos enfermeros serán los responsables en realizarle las evaluaciones físicas. Además de hacerle preguntas sobre sus síntomas y calidad de vida, su equipo de atención médica le hará un examen físico completo. Este examen pudiere incluir:

- Tomar su temperatura, pulso, frecuencia respiratoria, peso y presión arterial
- Examen general en busca de signos de infecciones
- Escuchar su corazón y pulmones
- Tocar sus axilas, cuello, ingles al igual que otras áreas de su cuerpo en busca de ganglios linfáticos inflamados

- Tomar muestras de sangre
- Realizar rayos X u otros procedimientos radiológicos
- Realizar pruebas pulmonares para determinar cómo están funcionando sus pulmones

Evaluación del entorno de cuidado

Durante sus tratamientos, puede recibir tratamientos en diferentes entornos de cuidado. Parte sus cuidados pueden realizarse en el hospital, pero también puede recibir cuidados en un centro oncológico ambulatorio, en su hogar, en un asilo o en centro de rehabilitación. Conforme sus cuidados cambien de un entorno a otro, su equipo de atención médica le ayudará en la planeación de este cambio de entorno de cuidado. Nuevos miembros del equipo se involucrarán en su cuidado, esto dependerá del tipo de cuidado que usted necesite en cualquier punto de su viaje.

Mientras se traslada de un entorno de cuidado a otro, su equipo evaluará sus necesidad y los cuidados físicos en el nuevo entorno. Si su equipo determina que necesita cierto equipo médico o aparatos de ayuda para poder movilizarse, ellos le ayudarán a encontrar estos servicios.

Evaluación del sistemas de apoyo

Su equipo de atención médica realizará una evaluación completa de sus sistemas de apoyo, es decir, esos grupos o personas alrededor de usted que están dispuestos a ayudarle durante su enfermedad. Esta evaluación también incluirá una revisión de esas personas de las cuales usted es responsable. Si tiene niños pequeños o familiares ancianos a los que cuida, su equipo le ayudará a determinar de qué manera pueden cambiar las relaciones y los roles durante sus tratamientos.

En ocasiones es difícil pedir ayuda. Sin embargo, estos son tiempos en los que necesitará de personas que estén a su alrededor dispuestas ayudarle. Sabemos que sus seres queridos y amistades se sentirían honrados al pedirles su ayuda durante este viaje. Al mismo tiempo, verá que hay muchos amigos que querrán ayudarle, por lo que una buena idea es que una persona se encargue de organizar toda esta ayuda. Esta persona puede ser la responsable de contestar las llamadas y los correos electrónicos, ayudarle a programar visitas y organizar la ayuda de sus amigos que quieren estar involucradas durante su tratamiento.

¿Qué cosas puede hacer su equipo de apoyo para usted? Por supuesto que usted es la persona que está al control de la ayuda que necesita, pero sus seres queridos pueden ayudar con tareas específicas cuando usted no desee hacerlas. Las tareas que usted podría considerar compartir con su equipo incluyen:

- Cocinar comidas para usted y su familia. Preparar comidas que puedan ser congeladas y descongeladas en cualquier momento, lo cual puede ser de particular ayuda.

- Cuidar de los niños. Si usted tiene niños pequeños, sus amigos con niños pueden estar dispuestos a llevarlos a jugar con ellos. Esto puede ser de gran utilidad los días que reciba sus tratamientos en los que tendrá que estar fuera de casa durante varias horas.

- Llevarlo a las citas. Muchos de los tratamientos que usted puede recibir le harán sentirse cansado. Es importante contar con alguien que lo pueda llevar y recoger de las citas. Pueden existir otras opciones de transporte para llevarlo y recogerlo de las citas:

  – American Cancer Society's Road to Recovery: averigüe si el programa Road to Recovery se encuentra disponible en su área, en la página http://www.cancer.org/Treatment/SupportProgramsServices/road-to-recovery o por teléfono: 1-800-227-2345.

  – Cancer Care: proporciona apoyo profesional y gratuito a cualquier persona afectada por el cáncer. Para obtener más información sobre sus programas, visite la página www.cancercare.org o llame al 1-800-813-HOPE (4673).

- Dialogue con un trabajador social. Ellos pueden indicarle un programa local de transporte.
- En las organizaciones religiosas locales pueden haber personas que lo transportarían con gusto.

• Limpieza ligera del hogar. De nuevo, los tratamientos pueden hacer que se sienta cansado. De seguro algún amigo con gusto le ayudará a aspirar o desempolvar su hogar. Si necesita ayuda adicional con la limpieza de su casa, comuníquese con Cleaning For A Reason, una organización sin fines de lucro que se pone en contacto con el personal de servicio limpieza con mujeres que están bajo tratamiento para el cáncer. Para obtener más información llame al 1-877-337-3348 o visite la página www.cleaningforareason.org.

• Hospedarse con un ser querido mientras recibe tratamiento fuera de casa. Si necesita viajar y quedarse una noche para recibir tratamiento, usted y su familia pueden necesitar un lugar para hospedarse. A menudo, su sistema de apoyo personal puede contar con un lugar para hospedarle. De no ser así, existen otros recursos disponibles para usted:
- American Cancer Society's Hope Lodge: para obtener más información sobre Hope Lodge, visite la página web http://www.cancer.org/Treatment/SupportProgramsServices/HopeLodge/index
- Joe's House, una guía de hospedaje para pacientes con cáncer http://www.joeshouse.org/ o llame al 1-877-563-7468.
- Pregúntele a su equipo de atención médica si conocen algún hospedaje con descuento para pacientes que viven fuera de la ciudad.

• ¡Hablar! Probablemente usted quiera hablar con diferentes personas a lo largo de su tratamiento. Algunos miembros de su equipo de apoyo se sentirán cómodos escuchándolo hablar sobre su cáncer de pulmón. Otros, serán excelentes personas para hablar. Ambos equipos son importantes para usted.

Pueden haber otras situaciones en las que necesite un amigo para estar con usted. Recuerde que sus seres queridos muy probablemente puedan sentirse incapaces, pero lo único que quieren es ayudar. Ellos se sentirán honrados si usted les pide ayuda.

185

Evaluación de la salud mental y espiritual

Cuando reciba un diagnóstico de cáncer de pulmón, lo más probable es que experimente una gran gama de emociones. Lo más probable es que su primera reacción sea de negación e incredulidad. "Debe haber algún error. Yo no puedo tener cáncer de pulmón". En cuanto comienza a aceptar que el diagnóstico es real, puede sentirse molesto. "Esto no es justo. ¿Qué he hecho para merecer esto?" También es muy común deprimirse y sentirse sin esperanza durante el tratamiento. Esto sucede especialmente cuando no se siente bien y ve que no puede realizar las cosas que solía hacer. A lo largo de su tratamiento, puede sentir miedo. Este miedo podría estar relacionado con el diagnóstico en sí, con el tratamiento o simplemente por lo desconocido. Todas estas reacciones son normales.

Durante la evaluación de la salud mental o espiritual, su equipo de atención médica le preguntará cómo se sienten usted y su familia con respecto a sus tratamientos y su plan de tratamiento. Pueden preguntar sobre las cosas que son importantes para usted, puesto que esas cosas afectarán su plan. El equipo le puede hacer preguntas sobre cómo lidian usted y su familia con el estrés. ¿Ha hecho cosas en el pasado que podría utilizar en esta ocasión para manejar el estrés? ¿Existen otras fuentes de estrés en el hogar que interferirán con su tratamiento o su habilidad para concentrarse en sanar?

Puede buscar apoyo en su iglesia, la religión o sus creencias espirituales para ayudarle a lidiar con su diagnóstico y sus tratamientos. Existen estudios que demuestran que la espiritualidad puede ayudarle a ajustarse a su diagnóstico y tratamientos ya que le podría ayudar a hacer frente a las nuevas fuentes de estrés en su vida. Puede expresar su espiritualidad dentro de una organización religiosa o a través del yoga, las artes, o cualquier otra vía de escape que le permita expresar sus sentimientos sobre la vida. Si es un miembro de una religión o comunidad espiritual o iglesia, los otros miembros de esa comunidad pueden ser una excelente fuente de apoyo para usted y su familia.

El diagnóstico de cáncer de pulmón no solo tiene un gran impacto en usted, sino también en sus seres queridos. Existen numerosos grupos de apoyo disponibles para usted, sus familiares y amigos. La ALCF Lung Cancer Living Room® (sala de cáncer pulmonar de la ALCF) es un grupo de apoyo que se reúne mensualmente en línea donde todos los pacientes, familiares y amigos son bienvenidos. Nuestra esperanza es que durante estas reuniones mensuales, podamos compartir historias, dialogar sobre los problemas que esté teniendo, intercambiar ideas y prácticas que hayan ayudado, aumentar la conciencia sobre el cáncer de pulmón y ofrecer todo tipo de apoyo a pacientes, sobrevivientes y familiares. Existen muchos otros grupos de apoyo. Para encontrar estos grupos, busque en Internet "grupos de apoyo para el cáncer pulmonar" (lung cancer support groups). Su centro local de tratamiento o su hospital también pueden tener grupos de apoyo. Su trabajador social o administrador de caso también le puede proporcionar información sobre estos grupos.

> Considere visitar la sala de cáncer pulmonar de la ALCF (ALCF Lung Cancer Living Room®) para obtener apoyo antes, durante y después del tratamiento. Este grupo de apoyo se reúne en persona y en línea cada tercer martes de cada mes. Visite http://www.ustream.tv/channel/the-lung-cancer-living-room-support-group o envíe un mensaje de correo electrónico a Hope@lungcancerfoundation.org o llámenos al 1-650-598-2857 para obtener más información.

Conforme avanza en el tratamiento, lidiar con el estrés y la depresión será de suma importancia. Si tiene problemas para lidiar con la situación, solicite a su oncólogo que lo derive con un profesional de la salud mental. Dependiendo del tipo de ayuda que necesite, su médico lo puede derivar con alguno de los diversos profesionales disponibles: psiquiatras, psicólogos y con un enfermero especialista en psiquiatría clínica. Los psiquiatras son médicos que proporcionan asesoría, medicamentos y otros tratamientos para los trastornos mentales y emocionales. Un psicólogo clínico es un profesional con entrenamiento avanzado en psicología. Este profesional proporciona asesoría a personas con necesidades mentales y emocionales. Un enfermero especialista en psiquiatría clínica cuenta con una maestría y entrenamiento avanzado en enfermería de salud mental. Este enfermero puede proporcionar asesoría y clases a pacientes y familiares con necesidades de salud mental. Asegúrese de que el profesional de salud mental que elija tenga experiencia trabajando con pacientes con cáncer. Un profesional de salud mental sin experiencia en los cuidados del cáncer podría no tener un buen entendimiento sobre los problemas emocionales y físicos, al igual que de las fuentes de estrés a las que usted se enfrenta. Su oncólogo podrá derivarlo con el especialista de salud mental apropiado. Recuerde, no debe sentir vergüenza alguna al pedir ayuda.

Evaluación legal

Su consejero financiero debe ayudarle realizando una evaluación de su estado legal y financiero. Su equipo le preguntará sobre algunos documentos legales que serán de ayuda para sus médicos y familiares a la hora de tomar decisiones sobre sus cuidados. Específicamente, su equipo evaluará su póliza de seguro, su acceso a programas de ayuda para pacientes, al igual que las opciones de tener o no instrucciones anticipadas, un representante de atención médica y un poder notarial amplio irrevocable.

Nutrición

La nutrición es una parte importante de su viaje con el cáncer. Durante el tratamiento, puede presentar efectos secundarios que le harán perder el apetito. Un nutricionista o dietista con experiencia en cáncer le puede ayudar a identificar una dieta que tenga buen sabor y le ayude a obtener los nutrientes necesarios. Existen alimentos que pueden interferir con sus tratamientos o que ayudan a mejorar su sistema inmune. Un nutricionista calificado le ayudará a identificar estos alimentos. Existen diversos recetarios disponibles con recetas fáciles para pacientes con cáncer.

> Asegúrese de incluir en su equipo de atención médica a un nutricionista o dietista que le pueda ayudar a desarrollar un menú que sea de su beneficio durante su tratamiento. Solicite ayuda a su oncólogo para encontrar al nutricionista ideal para usted.

Además de las comidas proporcionadas por su grupo de apoyo inmediato, su nutricionista o dietista le puede ayudar a encontrar otros recursos para la entrega de alimentos a domicilio cuando lo necesite. Muchas comunidades cuentan con programas como el de Meals on Wheels (alimentos a domicilio). Para averiguar si existe este programa su zona, visite su página web en http://www.mealsonwheelsandmore.org/programs/. Consulte con su iglesia u otras organizaciones religiosas locales para ver si cuentan con programas de alimentos similares. Su trabajador social o nutricionista pueden ayudarle a encontrar contactos.

Viajes

Si tiene planeado viajar durante su tratamiento contra el cáncer, asegúrese de llevar consigo una copia de su expediente médico y una lista de todos los medicamentos que está tomando, donde incluya el nombre comercial, el nombre genérico, la dosis y la frecuencia. También, asegúrese llevar la información de contacto de su oncólogo. En caso de llegar a necesitar atención médica durante su viaje, la información que usted pueda proporcionar a sus proveedores de atención médica que no lo conocen será invaluable.

Viaje con oxígeno

Algunas aerolíneas proporcionan oxígeno para uso médico o terapéutico (usualmente con costo adicional). También existen concentradores de oxígeno portátil para volar, viajar o simplemente para realizar tareas en el hogar. Consulte con su aerolínea para ver si puede comprar oxígeno medico durante el vuelo o si puede llevar con usted el suyo. De cualquier manera, necesitará una receta firmada por su médico. Asegúrese de planear con antelación y verificar con cada aerolínea cuáles son sus opciones y arreglos necesarios.

> Antes de volar o visitar una ciudad que se localice a una gran altura, solicite a su médico que le haga una prueba de simulación de altitud para determinar si necesitará oxígeno para viajar.

> Inogen es un proveedor de sistemas de oxígeno portátil. Visite www.inogen.com para obtener más información.

Si va a viajar en autobús o tren, usualmente deberá reservar su viaje con dos semanas de anticipación para viajar con un concentrador de oxígeno portátil.

Terapias alternativas o complementarias

Si realiza una búsqueda sobre carcinoma pulmonar, encontrará mucha información sobre terapias alternativas o complementarias. Una terapia complementaria es un tratamiento utilizado <u>en conjunto</u> con su terapia estándar. Estos tratamientos pueden mejorar los tratamientos recetados por su oncólogo. Las terapias alternativas son tratamientos que se utilizan como <u>sustituto</u> de la terapia estándar recetada por su oncólogo. Estos tratamientos son utilizados en lugar de los tratamientos estándar.

> Antes de utilizar una terapia alternativa o complementaria, asegúrese de dialogarlo con su oncólogo y equipo de atención médica.

Según el MD Anderson Cancer Center, estas terapias pueden o no ser útiles "...para promover el bienestar, manejar los síntomas asociados con el cáncer y sus tratamientos o para tratar el cáncer. Cuando se combinan adecuadamente con los tratamientos estándar del cáncer, algunas terapias complementarias pueden mejorar el bienestar y la calidad de vida."[22] Sin embargo, otras pueden ser dañinas o interferir con su tratamiento médico. Es imperativo dialogar con su equipo sobre cualquier tratamiento alternativo, ya que su terapia alternativa o complementaria puede interferir con su tratamiento estándar contra el cáncer.

FINANCIAMIENTO DE ATENCIÓN MÉDICA CONTRA EL CÁNCER

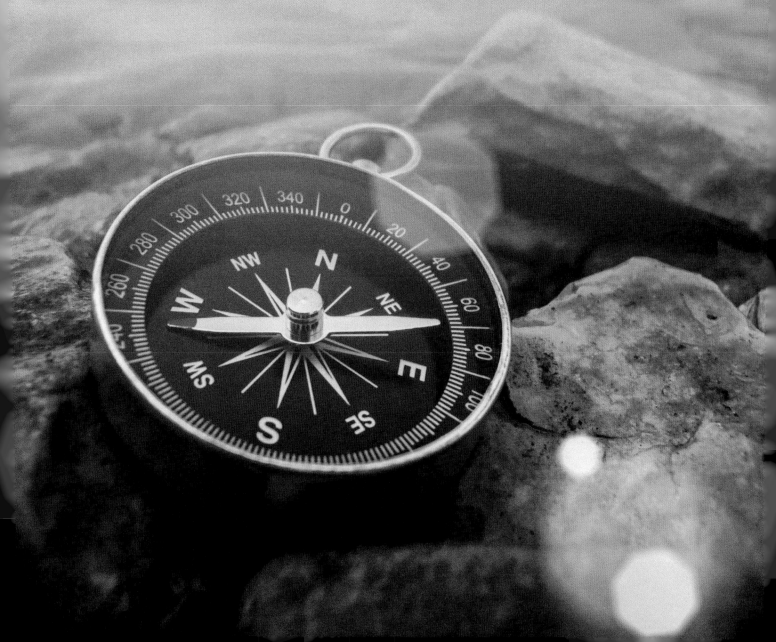

La Fundación me recomendó ir a hablar con otro especialista en cáncer de pulmón en Colorado— Dr. Camidge. Abrieron las puertas al tratamiento adecuado, pero también abrieron sus puertas a sus corazones. Eso es lo mejor.

—Henry Randall "Hank" Baskett, Jr., sobreviviente

FINANCIAMIENTO DE ATENCIÓN MÉDICA CONTRA EL CÁNCER

Seguro de salud y discapacidad

En su equipo de atención médica debe incluir a un asesor de prestaciones certificado o a un trabajador social que lo guíe a través del proceso para la solicitud de prestaciones en caso de discapacidad por su cáncer de pulmón. Estos profesionales han sido entrenados específicamente para ayudarle a determinar si usted califica para recibir ayuda financiera a través de su seguro médico o del seguro social. También podría calificar para recibir prestaciones de discapacidad de corto o largo plazo del seguro social a través del departamento de trabajo. La sección "Medicare prescription Part D" puede estar disponible para su caso. Si no califica para recibir ayuda de Medicare, existen otros programas de ayuda para sus medicamentos que pueden ser de utilidad para usted. Las prestaciones para jubilados o veteranos pueden ayudarle si califica para ellos. Pueden existir programas estatales y comunitarios, incluyendo programas basados en el hogar.

Cuando dialogue con un trabajador social o asesor de prestaciones, asegúrese de llevar con usted la siguiente información:

- Estado de cuenta reciente de su compañía de seguros
- Información de su cuenta bancaria
- Lista de medicamentos que esté tomando actualmente (para Medicare Rx u otro programa de beneficios similares)
- Documentos de separación y de prestaciones de veteranos
- Estado de cuenta de retiro concerniente a los beneficios que ya está recibiendo
- Estados de cuenta del seguro social y su tarjeta (si está disponible)
- Prestaciones por discapacidad que se encuentre recibiendo actualmente

Medicare

Medicare es el programa patrocinado por el gobierno que garantiza que todos los adultos mayores y discapacitados de los Estados Unidos tengan acceso a un seguro médico y cuidados de salud. Usted puede calificar para recibir prestaciones de Medicare si tiene 65 años de edad o más o si tiene ciertas discapacidades o enfermedad renal en estadio terminal (ESRD). Su coordinador de prestaciones certificado o su trabajador social le puede ayudar a determinar si califica para estas prestaciones. Su coordinador de prestaciones certificado o su trabajador social también le puede ayudar con el proceso de solicitud si califica para estas prestaciones.

Medicaid

Medicaid es el programa patrocinado por el gobierno nacional y estatal que garantiza que ciertas familias de bajos ingresos y personas con ciertas discapacidades tengan acceso a atención médica. Al igual que con Medicare, el proceso para calificar y presentar la solcitud para las prestaciones como paciente con carcinoma pulmonar es extremadamente complicado. Su coordinador de prestaciones certificado o su trabajador social también le puede ayudar con el proceso de solicitud si califica para estas prestaciones.

La ley Consolidated Omnibus Budget Reconciliation Act (COBRA)

La ley Consolidated Omnibus Budget Reconciliation Act (COBRA) le da derecho de elegir si desea continuar con sus prestaciones médicas una vez que ya no pueda trabajar. Esta cobertura es la misma que proporciona su plan de salud grupal y se encuentra disponible por un periodo limitado de tiempo. Puede calificar bajo ciertas circunstancias como haber perdido su trabajo de manera voluntaria o involuntaria, la reducción de sus horas laborales u otros eventos de vida. Se le puede solicitar que pague por toda la póliza de cobertura hasta un 102% del costo del plan.

COBRA describe la forma en la que puede decidir continuar con su cobertura. También requiere que su empleador dé aviso previo. Para obtener más información, visite la página web del US Department of Labor en http://www.dol.gov/dol/topic/health-plans/cobra.htm.

Seguro de Discapacidad del Seguro Social (Social Security Disability Insurance - SSDI)

La Administración del Seguro Social (Social Security Administration - SSA) cuenta con un listado médico específico para el carcinoma pulmonar y un proceso de cinco pasos para evaluar su reclamo. Para averiguar si usted califica para los beneficios de SSDI, visite la página web del programa Social Security Disability en http://ssa.gov/disability/ o llame al 1-800-772-1213.

Seguro médico de alto riesgo

Muchos estados ofrecen planes médicos de alto riesgo para pacientes con carcinoma pulmonar con condiciones preexistentes. Para ver una lista de los estados que ofrecen este tipo de planes y de qué manera la ley Patient Protection and Affordable Care Act le afecta, visite la página web de healthinsurance.org en http://www.healthinsurance.org/risk_pools/.

Tasas especiales para personas no aseguradas o para crear un plan de pago

Muchos hospitales trabajaran con usted y su familia para crear un plan de pago que se ajuste a sus ingresos. Para obtener más información, llame a la oficina de servicios financieros de su hospital. También puede presentar su solicitud para obtener una tarifa reducida en el costo de los servicios de pruebas de diagnóstico, tratamientos y otros cargos relacionados con el tratamiento de su cáncer de pulmón.

Patient Advocate Foundation (PAF, Fundación para la Defensa de los Pacientes)

El programa de ayuda de copago de la PAF proporciona ayuda financiera directa para los copagos de su seguro para medicamentos asociados al tratamiento del CPCNP. Para obtener más información, visite su sitio web en http://www.copays.org/resources/lung.php. En este sitio también puede encontrar información útil para resolver problemas de acceso a seguro médico y a atención médica.

> Nota: si alguna de estas organizaciones no está inscribiendo en el momento de su llamada o si no califica para las prestaciones, pregúntele a la organización sobre otras organizaciones que se encuentren inscribiendo a pacientes. No todas las organizaciones se encuentran en períodos de inscripciones abiertas para pacientes con cáncer de pulmón durante todo el año.

Patient Access Network (PAN, Red de Acceso para Pacientes)

La Patient Access Network proporciona ayuda financiera directa para los copagos de su seguro para medicamentos asociados con el tratamiento del CPCNP. Se puede inscribir en su página web en: http://www.panfoundation.org/fundingapplication/welcome.php o llamando gratuitamente al 1-866-316-7263.

Healthwell Foundation

La Healthwell Foundation (Fundación Healthwell) le puede ayudar a cubrir sus coaseguros, copagos, pagos de seguro y otros costos de algunos tratamientos. La fundación apoya a una cantidad limitada de enfermedades en un momento dado y la lista cambia frecuentemente. Para obtener más información sobre las enfermedades cubiertas y el proceso de ayuda, visite su página web en http://healthwellfoundation.org/o llame al 1-800-675-8416.

Chronic Disease Fund

El Chronic Disease Fund (Fondo para Enfermedades Crónicas) ayuda a las personas que califiquen con el pago de sus medicamentos, ayuda para sus copagos y para viajes. Para obtener más información, visite su página web http://www.cdfund.org/Default.aspx o llame al 1-877-968-7233.

Cancercare

Cancercare proporciona ayuda financiera limitada, asesoría con trabajadores sociales certificados en oncología, grupos de apoyo para pacientes y cuidadores y programas comunitarios en los estados de Connecticut, Nueva Jersey y Nueva York. Si vive en alguno de esos estados, visite su página web en http://www.cancercare.org/diagnosis/lung_cancer para obtener más información.

> Para buscar ayuda para pagar los tratamientos, realice una búsqueda en línea con la frase "Prescription Assistance" (ayuda para pagar medicamentos) y "[su estado]".

Compañías farmacéuticas

Las compañías farmacéuticas pueden proporcionar ayuda financiera para pagar los fármacos proporcionados por su compañía si cumplió con ciertos requisitos económicos.

Si está batallando para pagar su tratamiento, comuníquese con su compañía farmacéutica, con su farmacéutico local o con su oncólogo para obtener más información sobre los programas de ayuda financiera. Usualmente siempre es necesario proporcionar una copia de la declaración de impuestos para este procedimiento, así que asegúrese de tener una a mano.

Veo de primera mano cómo Bonnie y esta Fundación alcanzan y tocan tantas vidas... pacientes con cáncer de pulmón, sobrevivientes y cuidadores.

—Sally Samuels, sobreviviente

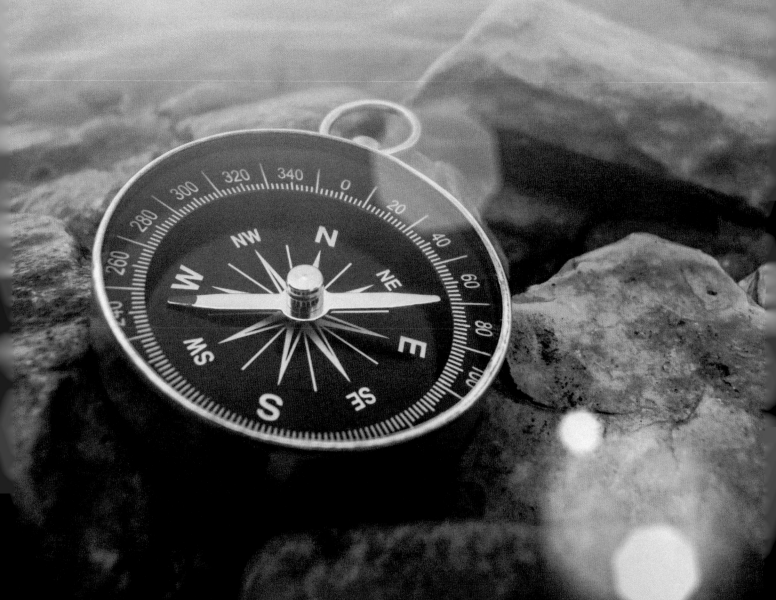

PLANEACIÓN PARA EL FINAL DE LA VIDA

Se necesita una familia para apoyar a los pacientes con cáncer de pulmón, y la familia ALCF está haciendo precisamente eso.

—Adeeti Ullal

PLANEACIÓN PARA EL FINAL DE LA VIDA

En algún punto por su viaje con el cáncer, se le preguntará sobre los planes que haya realizado para los cuidados del final de la vida. Es posible que ya haya creado un plan para el final de la vida donde se incluyen cosas como un testamento e instrucciones anticipadas. Si no es así, entendemos que tener estas conversaciones en estos momentos puede ser difícil para usted, su familia e incluso para su equipo de atención médica. Pero puede ser aún más difícil conforme avance su enfermedad. Tener estas conversaciones y tomar decisiones en las etapas tempranas de su enfermedad puede ayudarle a usted y a su familia a sentir menos estrés, incluso si el plan de tratamiento cambia.

La planeación para el final de la vida incluye instrucciones sobre cómo manejar el dolor, donde desea recibir su tratamiento (en un hospicio, en su hogar, en un hospital), documentos legales tales como instrucciones anticipadas y representante de atención médica, al igual que la planeación de los servicios fúnebres. Muchos de estos planes de final de la vida podrían estar guiados por sus creencias filosóficas o religiosos y su consejero espiritual podría ser de gran ayuda con respecto estos temas. Si su sistema de creencias requiere o prohíbe ciertas acciones o tratamientos, sus familiares y equipo de atención médica deberán estar enterados sobre estas limitaciones <u>antes</u> de que llegue el momento en que se tengan que tomar decisiones. Si usted no ha hecho este tipo de planes antes de ser diagnosticado con cáncer pulmonar, es importante que empiece hablar de ello y que comience documentar sus planes.

Aunque estas discusiones son difíciles, su sistema de apoyo debe comprender lo que desea para poder brindarle el tratamiento que usted mismo escogería. Es importante que estas conversaciones continúen a lo largo de su tratamiento ya que las decisiones que usted haya tomado al momento del diagnóstico podrían cambiar con el tiempo conforme su enfermedad y tratamientos cambian. A medida que cambian sus sentimientos con respecto al tratamiento, su familia y equipo de atención médica deberán estar enterados sobre estos cambios. Al tener sus planes bien documentados, se puede relajar sabiendo que su familia no tendrá que tomar decisiones durante momentos de estrés y que las decisiones que tomen son las que usted hubiese elegido.

También de esta manera usted podrá enfocar toda su atención en su plan de tratamiento.

Existe una serie de documentos que tiene que llenar para poder registrar legalmente sus deseos con respecto a los cuidados de salud. Para poder llenar los documentos que se describen a continuación, es necesario que hable con su familia y con su equipo de atención médica sobre los tratamientos y medicamentos que desea recibir, al igual que el momento en el que ya no desea recibirlos. También puede hablar con un abogado para que le ayude a completar los documentos.

Planeación previa de atención médica

Es importante que todo mundo planifique para el final de la vida. Esto se vuelve más importante cuando se le diagnostica una enfermedad grave como el cáncer. La planeación del final de la vida le permitirá concentrarse en cuidar su salud sabiendo que el resto de su equipo entiende exactamente lo que usted quiere. La planeación del final de la vida también ayudará a disminuir el nivel de estrés que su familia puede sentir, ya que ellos sabrán exactamente de qué manera desea usted ser tratado. Conforme revisa su planeación del final de la vida, los diálogos podrían ser incómodos en un principio, por lo que podría ser de ayuda incluir a su equipo de atención médica, a su equipo legal, a su consejero espiritual y a su familia.

El diagnóstico de cáncer puede conllevar una serie de problemas legales donde se incluye su cobertura del seguro médico, su empleo y un tiempo de descanso sin trabajar para su tratamiento, acceso a prestaciones de atención médica y gubernamentales, y disposición de sus posesiones. Estos problemas pueden ser abrumadores es para usted. Si no lidia con estos problemas legales, es posible que incluso después de haber pasado por su tratamiento, ya no tenga trabajo, casa o seguro de cobertura médica.

Recursos en línea

Existen recursos en línea que le pueden proporcionar gran información al iniciar su planeación. Un buen recurso es el Cancer Legal Resource Center (CLRC-Centro de Recursos Legales para el Cáncer) patrocinado por la escuela de leyes de Loyola de Los Ángeles y el Disability Rights Legal Center. Este centro ofrece información gratuita para usted, su familia y su equipo de atención médica. Además de los recursos en línea disponibles en https://www.disabilityrightslegalcenter.org/about/ CLRCEducationalMaterialsandSeminars.cfm, el centro también ofrece apoyo a través de su línea de ayuda gratuita (1-866-THE-CLRC). Al llamar a este número, se pondrá en contacto con la persona adecuada (abogado, contador o profesional de seguros) que le asistirá con su pregunta específica.

El National Cancer Institute (NCI-Instituto Nacional del Cáncer) de los National Institutes of Health (Institutos Nacionales de Salud) es otro lugar con excelentes recursos para la planeación del final de la vida. Este sitio web le proporcionará ideas sobre la planeación de su cuidado y el manejo de síntomas al final de la vida. Para obtener más información, visite la página del NCI en http://www.cancer.gov/cancertopics/pdq/supportivecare/lasthours/patient.

Documentos importantes

Conforme realiza su planeación previa, querrá preparar ciertos documentos. Aunque estos documentos no garantizan que sus deseos serán llevados acabo, sí servirán como guía para su familia y para su equipo de atención médica en caso que no pueda tomar decisiones sobre su salud.

- Un documento de instrucciones anticipadas (Advance Directive - AD) es el término genérico que su equipo de atención médica utilizará para describir un documento en donde estipula qué tratamiento(s) médico(s) desea recibir en caso de que no pueda decírselo directamente a su oncólogo. Por ejemplo, puede querer recibir todos los tratamientos disponibles para usted o no querer ninguno. El documento conocido como un testamento en vida (Living Will) es un tipo de documento similar a las instrucciones anticipadas que puede o no ser legal en su estado. Cada estado tiene su formato específico para crear un testamento en vida o instrucciones anticipadas. Su abogado podrá ayudarle a determinar cuál es el formato específico y legal en su estado.

El documento de AD usualmente describirá si desea ser resucitado en caso de que su corazón se detenga. Una orden de no resucitar (Do Not Resuscitate - DNR) significa que usted no desea que se le realice resucitación cardiopulmonar en caso que su corazón se detenga. Usted tiene toda la libertad de revisar este documento antes, durante y después del tratamiento. Asegúrese de que su equipo de atención médica tenga una copia de la versión más actualizada del documento AD. También es importante que dialogue sobre sus deseos con sus familiares y amigos. Infórmeles sobre cuáles son sus deseos y cómo desea ser tratado. Es de suma importancia dialogar sobre sus deseos con la persona que designe como su representante de atención médica (Health Care Proxy - más información a continuación).

Existen páginas web donde rápidamente y por un bajo costo puede crear un testamento en vida o instrucciones anticipadas que serán legales en su estado. Cuando haya llenado el documento de instrucciones anticipadas, asegúrese de proporcionar copias a su familia, a su equipo de atención médica, al hospital y a su representante de atención médica.

- La página Aging with Dignity Five Wishes Online (www.agingwithdignity.org) le permite llenar el formulario en línea o imprimir una copia en blanco para llenarla a mano.
- La página Do Your Own Will (www.doyourownwill.com/living-will/states.html) le permite descargar el documento en blanco para un testamento en vida legal en su estado. Este sitio web también es un buen recurso para obtener información general sobre testamentos y disposición de sus posesiones.
- Caring Connections es una organización que ofrecer recursos que incluye documentos de instrucciones anticipadas específicas para su estado (http://www.caringinfo.org/i4a/pages/index.cfm?pageid=3289).

- El documento para representante de atención médica (Health Care Proxy - HCP) identificará a la persona que usted elija para tomar decisiones *médicas* en representación suya si usted no las puede tomar. Esta persona, o representante, también puede ser conocido como el poseedor del poder notarial para decisiones de salud.

- Este HCP es diferente al poder notarial permanente (Durable Power of Attorney). Un poder notarial permanente (Durable Power of Attorney - DPOA) identifica a la persona que tiene el poder de toma de decisiones *legales* en representación suya. Su HCP y su DPOA podrían ser la misma persona si así lo desea.

Además de sus documentos legales, asegúrese de que su representante de atención médica, sus familiares o la persona en la que más confía tenga acceso a la información de su testamento, testamento en vida/instrucciones anticipadas, tarjetas de crédito, cuentas bancarias, números telefónicos, cuentas de correo, cuentas de inversión y cualquier otro documento que se pudiera necesitar en caso de que usted no pueda tomar una decisión por sí mismo. Le recomendamos que mantenga un archivo en un lugar seguro donde se incluyan todos estos documentos importantes.

Planear para su legado es una excelente manera de dejar una marca indeleble en su comunidad y en el mundo. Al realizar este viaje, puede descubrir muchas maneras en las que puede hacer una diferencia en este mundo al dejar un obsequio que beneficie a aquellas causas en las que usted cree. Dar un obsequio a una organización como la ALCF le puede permitir a usted y a su familia dejar un legado que tocará las vidas de otras personas diagnosticadas con cáncer de pulmón en el futuro.

Será un honor para el personal de la ALCF dialogar con usted sobre las oportunidades adecuadas para un obsequio de legado y reconocimiento.
Por favor llámenos al 1-650-598-2857.

Planeación previa de los servicios fúnebres

Aunque es difícil comprender su propia mortalidad mientras se encuentra luchando contra el cáncer de pulmón, algunas personas encuentran que puede ser de ayuda para ellos y sus familiares planear previamente sus servicios fúnebres. Planear sus servicios será de gran ayuda para su familia, ya que usted tomará sus propias decisiones y les evitará a sus seres queridos hacerlo durante momentos difíciles para ellos cuando usted ya no esté.

La Fundación LIVESTRONG es un gran recurso para el manejo del proceso de planeación previa. Esta organización proporciona muchas sugerencias y recursos que le guiarán a lo largo de la planeación previa de su servicio. LIVESTRONG proporciona instrucciones paso a paso para iniciar el proceso y menciona cosas sobre las cuales debería pensar durante toda la planeación. Esta página web le proporcionará información sobre los costos fúnebres y las diferentes opciones para el pago del funeral. Para acceder a la información de esta página web, visite http://www.livestrong.org/Get-Help/Learn-About-Cancer/Cancer-Support-Topics/Practical-Effects-of-Cancer/Funeral-and-Memorial-Service-Preplanning.

Cuidados paliativos en comparación con un hospicio

Cuidados paliativos

El equipo de cuidados paliativos es un concepto formal relativamente nuevo en la atención médica, aunque el concepto de proporcionar este tipo de cuidados no es para nada nuevo. En los cuidados paliativos, <u>la meta del equipo es prevenir y/o aliviar el dolor y sufrimiento.</u> El sufrimiento podría ser físico, mental o emocional. <u>El resultado deseado es siempre que se mejore su calidad de vida.</u>

Para muchas personas las diferencias entre los cuidados paliativos y un hospicio no son claras. Los cuidados paliativos se pueden proporcionar en <u>cualquier momento</u> durante su tratamiento, incluyendo al final de la vida. En cambio, los cuidados en un hospicio se proporcionan cuando una enfermedad ya no puede ser curada. Mientras que los cuidados de hospicio se pueden proporcionar en el lugar o dentro del hospicio, los cuidados paliativos se pueden proporcionar en cualquier lugar.

Cuidados de hospicio

Aunque que la mayoría de las personas consideran los cuidados de hospicio como un último recurso, le exhortamos a usted y a su familia a que consideren al hospicio como un sistema de apoyo de cuidados. De acuerdo con la Hospice Foundation, "un hospicio es el 'algo más' que se puede hacer por el paciente y su familia cuando la enfermedad ya no se puede curar. Es un concepto basado en los cuidados orientados hacia la comodidad. Al referirse a un hospicio se considera un movimiento hacia otro tipo de terapia que puede ser más apropiada para los cuidados terminales".[23] Visite la página web de la Hospice Foundation en http://www.hospicefoundation.org/ para obtener más información sobre cómo encontrar un hospicio en su área.

Duelo

El duelo es una reacción natural al ser diagnosticado con cáncer pulmonar. El duelo es el sufrimiento emocional que usted siente debido a que su salud y su vida han cambiado. El proceso de duelo es único en usted. Su duelo se verá influenciado por su personalidad, su estilo particular para lidiar con la enfermedad, diagnóstico y estado de salud físico en general. Ignorar su dolor emocional no hará que desaparezca. Puede ser de ayuda dialogarlo con un consejero o con un amigo cercano y contarle qué es lo que siente. Pídale a su médico que lo derive con un trabajador social o asesor que se especialice en cuidados del cáncer.

Las cinco etapas del duelo incluyen:

- Negación – "El diagnóstico es incorrecto" – Esta etapa del duelo se caracteriza por estar en un estado de shock e incredulidad.
- Ira – "¿Qué hice para merecer esto?" – Esta etapa se caracteriza por presentar sentimientos de resentimiento.
- Negociación – Usualmente se expresa al intentar negociar con un poder superior – "Si haces que esto no suceda, me convertiré en mejor persona" – Esta etapa se caracteriza por presentar sentimientos de miedo y culpabilidad.
- Depresión – "Me siento tan triste/enojado/decaído que no me puedo levantar de la cama por las mañanas" – Esta etapa del duelo se puede caracterizar por síntomas físicos como la fatiga, insomnio, náuseas y vómitos.
- Aceptación – "Puedo lidiar con esto sin importar lo que suceda" – Esta etapa se caracteriza por presentar sentimientos de alivio y de paz.

Es común ir y venir entre estos diferentes estados. Un día usted puede estar enojado y al siguiente sentirse deprimido. Es importante encontrar maneras de lidiar con el duelo. Primero, encuentre un sistema de apoyo lo suficientemente fuerte que le permita compartir sus sentimientos sin importar cuáles sean estos. Segundo, cuide de sí mismo. Aliméntese adecuadamente y deténgase a descansar cuando se sienta agotado.

Finalmente, no se sienta avergonzado de buscar ayuda profesional si su duelo es demasiado abrumador. Estamos aquí para ayudarle. No dude en ponerse en contacto al 1-650-598-2857.

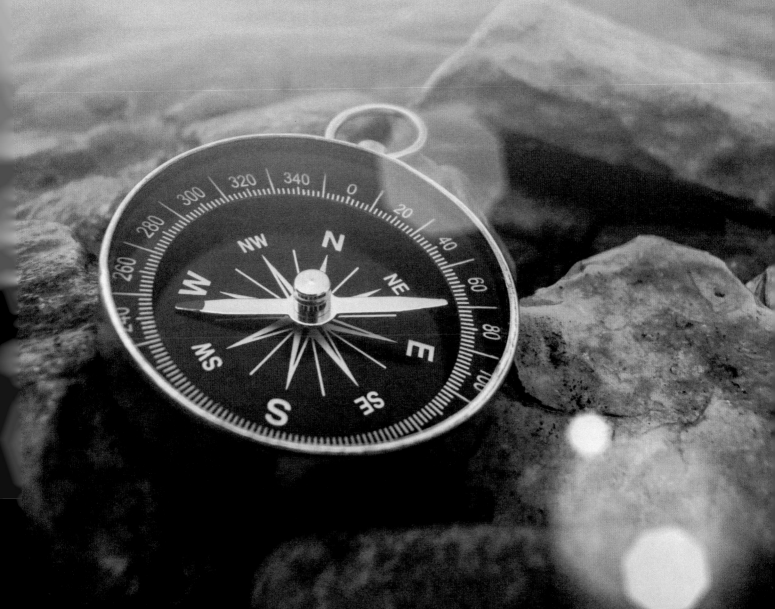

NUESTROS GENEROSOS PATROCINADORES

Estamos mejorando el estándar de cuidado al traer nuevas y mejores opciones de tratamiento para los pacientes con cáncer de pulmón. El futuro del cuidado del cáncer radica en el concepto de medicina personalizada, un modelo que se centra en el individuo, no solo en la enfermedad.

—Bruce Gellman, Miembro del Consejo

NUESTROS GENEROSOS PATROCINADORES

Gracias, de parte de la hija de una paciente

En el 2003, mi madre fue diagnosticada con cáncer de pulmón. Su vida cambió de estar llena de obligaciones laborales y familiares a una vida definida por visitas al médico, quimioterapia, radioterapia y cirugía. Cuando mi madre fue diagnosticada con cáncer de pulmón, mi vida también cambió. Yo era una esposa, madre y empresaria. Repentinamente, me convertí en la hija de una paciente con cáncer intentando apoyar a su madre diariamente mientras buscaba respuestas a problemas complejos de salud. Esta guía es la culminación de años de conversaciones con pacientes, médicos, investigadores, etc... en realidad de casi cualquier persona con información relacionada con el cáncer pulmonar. Estoy agradecida a nuestros generosos patrocinadores sin los cuales esta guía no podría haber existido. Gracias por tener la disposición para apoyar a la ALCF, al igual que a la comunidad con cáncer pulmonar en general, ya que nos estamos acercando a nuestra meta de hacer del cáncer pulmonar una enfermedad de la que se pueda sobrevivir.

A través de esta guía, le exhortamos a comunicarse con nosotros con cualquier pregunta que pudiera tener. Me gustaría que supiera que entiendo lo que conlleva su viaje y estoy dispuesta a ayudarle. Siéntase en completa libertad de comunicarse conmigo con cualquier pregunta que pudiera tener.

Sinceramente,

Danielle Hicks
Directora de Defensa y Apoyo a Pacientes e Hija de una Sobreviviente del Cáncer Pulmonar

Conforme se haga pública más información vital, se lanzarán nuevas ediciones impresas de este libro y actualizaciones del documento electrónico (en PDF) a través de nuestra página web y aplicación móvil. *Visite nuestra página web en (www.lungcancerfoundation.org) o Amazon.com para tener la edición más actual.*

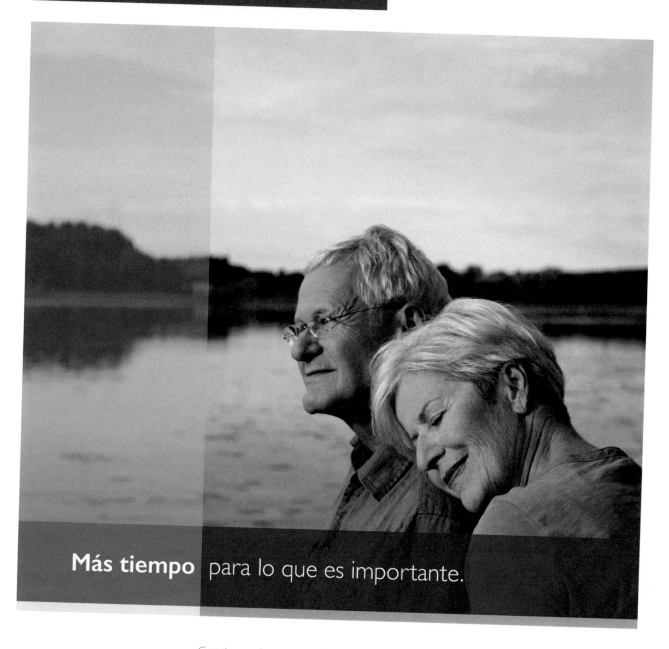

Más tiempo para lo que es importante.

Ver la historia de Ben

Cuando uno tiene una mancha o nódulo en su pulmón, es importante aprender todo lo que pueda sobre ello. Afortunadamente, ahora los médicos cuentan con una opción de mínima invasión para averiguar qué tipo de nódulo es y, en caso de ser necesario, qué medidas hay que tomar.

Observe cómo el sistema de navegación superDimension™ (nominado por la Galien Foundation como una de las Mejores Tecnologías Médicas del Año) marcó una diferencia en la vida de Ben Carlsen, y cómo el diagnóstico rápido mediante su examen médico hizo que pudiera regresar a realizar las actividades que más disfruta.

superdimension.com/testimonials/ben-carlsen/

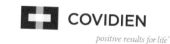

COVIDIEN
positive results for life

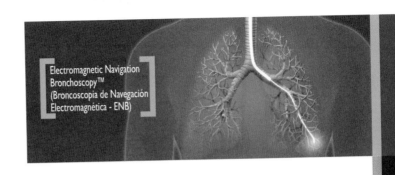

Electromagnetic Navigation
Bronchoscopy™
(Broncoscopia de Navegación
Electromagnética - ENB)

¿Qué es un procedimiento de ENB™?

Los procedimientos de ENB™ son métodos de mínima invasión para obtener acceso a áreas del pulmón difíciles de alcanzar con el fin de ayudar en el diagnóstico de las enfermedades pulmonares.

¿Cómo funcionan?

Por medio de las imágenes de su tomografía computarizada, el sistema de navegación superDimension™ con tecnología LungGPS™ genera un mapa de sus pulmones, algo similar a lo que hace un GPS (sistema de posicionamiento global) en un automóvil. El mapa guía a su médico por sus vías respiratorias hasta llegar al nódulo.

Su médico insertará un broncoscopio por su boca o nariz hasta llegar a sus pulmones. Una vez colocado el broncoscopio en su lugar, podrá navegar por sus vías respiratorias hasta llegar al nódulo pulmonar. Utilizando pequeños instrumentos, su médico tomará una muestra de su nódulo para realizar análisis. En algunos casos, se pueden colocar pequeños marcadores cerca del nódulo pulmonar que el médico puede utilizar como guía para proporcionar tratamiento o terapia de seguimiento.

¿Quién es candidato para un procedimiento de ENB™?

La ENB™ puede utilizarse en una amplia gama de pacientes, incluyendo aquellos que sufren de una función pulmonar reducida o que tienen un mayor riesgo de complicaciones si se someten a un procedimiento invasivo. El procedimiento se ha realizado en más de 70,000 pacientes, en más de 650 centros médicos destacados en todo el mundo.

¿Cuáles son los riesgos?

Los procedimientos más invasivos conllevan mayores riesgos de complicaciones. El riesgo más común es el neumotórax (pulmón colapsado). Las tasas de incidencia pueden ser de hasta 40% para procedimientos como biopsias por aguja.[1] Dado que los procedimientos de ENB™ son una opción de mínima invasión en la que se utilizan sus vías respiratorias naturales, el riesgo de complicaciones es más bajo.

Obtenga más información sobre los procedimientos de ENB™ y respecto a si son adecuados para usted visitando la página:

www.superdimension.com

1.   Cox J, et al. Transthoractic Needle Aspiration Biopsy: Variables That Affect Risk of Pneumothorax.
       Radiology. 1999; 212:165-168

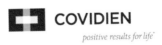

COVIDIEN

positive results for life

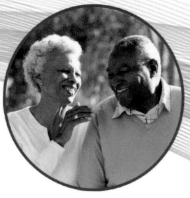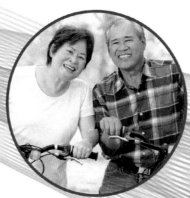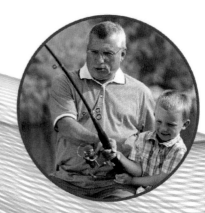
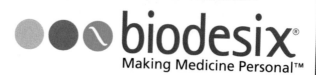

214

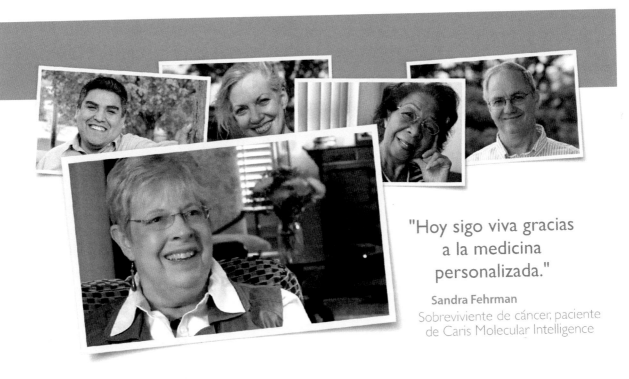

"Hoy sigo viva gracias
a la medicina
personalizada."

Sandra Fehrman
Sobreviviente de cáncer, paciente
de Caris Molecular Intelligence

EL FUTURO DE LA MEDICINA PERSONALIZADA ESTÁ AQUÍ

En Caris Life Sciences, estamos transformando el cuidado de la salud en todo el mundo por medio de pruebas sanguíneas innovadoras para la detección de cáncer, un tratamiento inteligente del cáncer, e información médica precisa. No estamos esperando a que llegue algo mejor en el área de la salud. Estamos haciendo que suceda aquí y ahora.

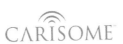

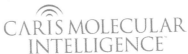

Es una tecnología sanguínea revolucionaria en desarrollo para mejorar la detección del cáncer.

Pruebas moleculares de última generación para permitir la selección individualizada del tratamiento del cáncer.

Conozca la historia de Sandra, y vea los videos de otros pacientes, en
www.CarisLifeScience.com.

215

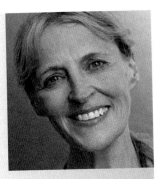
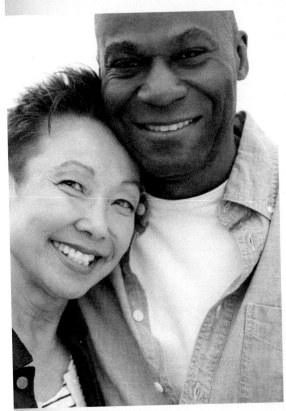
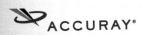
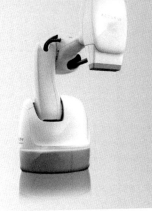

217

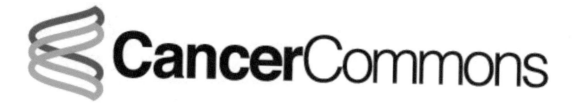

"Cancer Commons coloca a los pacientes al frente de un experimento extraordinario... para encontrar soluciones médicas personalizadas".

Dr. Donald Kennedy, Presidente Emérito de la Universidad de Stanford
y Editor de Science Magazine, 2000 – 2008

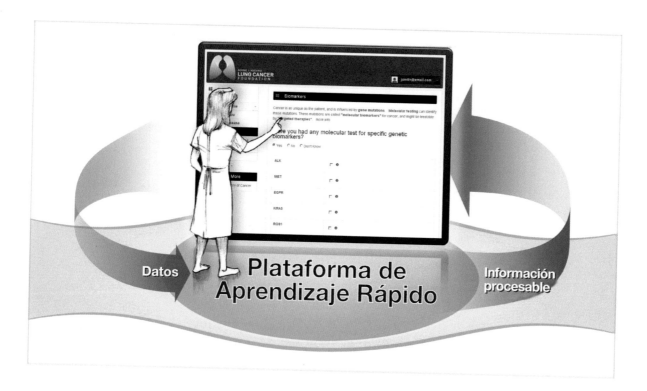

Cancer Commons y la Lung Cancer Foundation le invitan a donar sus datos para investigación.

Los investigadores y médicos necesitan datos de pacientes para probar y refinar sus hipótesis sobre los mecanismos biológicos y el tratamiento del cáncer en Comunidades de Aprendizaje Rápido (Rapid Learning Communities). Entre más información comparta sobre su enfermedad, mejor podremos personalizar la información y las oportunidades que usted reciba. Participe desde hoy.

lungcancerfoundation.dyd.cancercommons.org

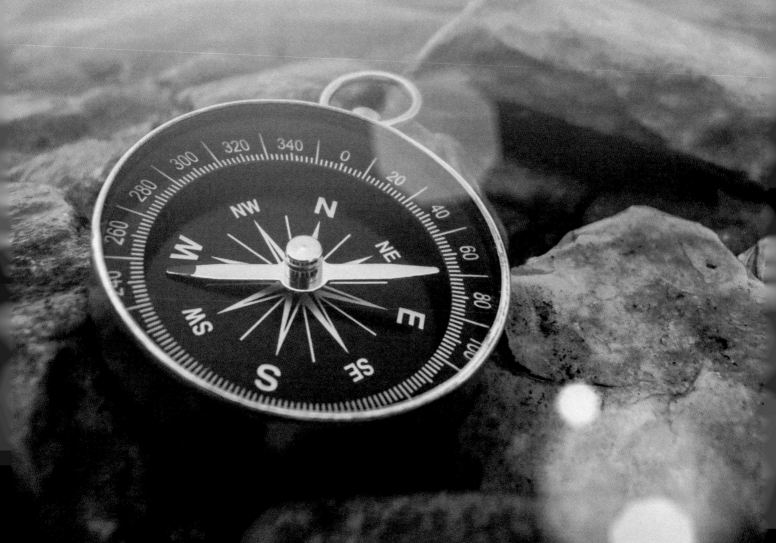

GLOSARIO

Pertenezco a esta fundación y funjo como anfitrión de una carrera cada año en Gainesville, Florida, porque quiero ayudar a que todos los pacientes tengan la oportunidad de luchar para ser guerreros en esta batalla.

—Caren Gorenberg, *sobreviviente*

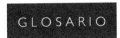

GLOSARIO

ADN (ácido desoxirribonucleico): es la molécula de cada célula que controla cómo crece y qué funciones tiene dicha célula.

Benigno: no cancerígeno.

Biomarcador: un biomarcador (o marcador biológico) es una sustancia muy particular que indica si una enfermedad específica está presente.

Bronquio: la traquea (vías respiratorias superiores) se divide en dos bronquios principales por donde pasa el aire hacia los pulmones.

Cáncer primario de pulmón: carcinoma pulmonar que comienza en el pulmón.

Cáncer secundario de pulmón: cáncer que se ha formado en otra parte del cuerpo y que ha viajado hacia el pulmón.

Carcinógenos o agentes cancerígenos: sustancia que puede causar cáncer.

Electromagnetic Navigation Bronchoscopy™ (Broncoscopia de Navegación Electromagnética), Procedimiento de: también conocido como procedimiento de ENB™, este es un método de mínima invasión para tener acceso a áreas del pulmón difíciles de alcanzar usando el sistema de navegación superDimension™ para ayudar en el diagnóstico de enfermedad de los pulmones.

ENB™: ver Electromagnetic Navigation Bronchoscopy™ (Broncoscopia de Navegación Electromagnética - ENB).

Fusión genética: se forma un gen a partir de la mezcla del material genético de dos genes diferentes que se habían separado previamente.

Ganglios linfáticos: son elementos especiales del sistema linfático que se encargan de filtrar los desechos del líquido que pasa a través de ellos.

Hemoptisis: toser sangre o expectorar esputo manchado con sangre.

Irradiación creaneal profiláctica (Prophylactic cranial irradiation - PCI): es un tipo de radioterapia que puede utilizarse para matar las células cancerosas en su cerebro que pudieran no ser visibles en los estudios radiológicos.

Isótopo radioactivo: es un átomo que emite radiación que se puede "ver" utilizando equipo radiológico.

Maligno: canceroso.

Marcador de referencia: es una pequeña semilla de oro o un alambre de platino que se coloca alrededor del tumor y que funciona como punto de referencia radiológico.

Mesotelio: membrana que recubre los órganos y cavidades internas del cuerpo.

Metástasis, Metastatizado: cáncer que se ha movido de su sitio original a otra parte del cuerpo.

Mutación genética: cualquier cambio en la estructura de un gen.

Pleura: membrana externa de los pulmones.

Pleurodesis: procedimiento que involucra insertar un tubo en su pecho para aplicar químicos e inducir una cicatrización "pegando" de esta manera el pulmón a su membrana.

Pruebas moleculares: también llamadas ensayos o perfiles, pueden ayudar a su equipo a identificar biomarcadores específicos que se localizan en un tumor.

Radicales libres: la exposición a los carcinógenos puede formar moléculas en el cuerpo llamadas radicales libres, los cuales pueden dañar células y alterar su ADN.

Régimen de quimioterapia: una combinación de fármacos quimioterapéuticos.

Secuenciación de nueva generación: técnica o método para secuenciar grandes cantidades de ADN de manera precisa en períodos cortos de tiempo.

Sistema linfático: responsable de llevar nutrientes a las células y de retirar sus desechos.

Terapia adyuvante: es cualquier terapia iniciada después de la cirugía.

Terapia neoadyuvante: cualquier terapia (quimioterapia o radioterapia) que se inicia antes de la cirugía.

Toratoscopio: tubo flexible que tiene una cámara en uno de sus extremos que le permite al médico observar dentro de su tórax.

Tráquea: es el tubo que conecta la faringe o laringe con los pulmones para permitir el paso del aire.

Tumor: grupo de células que se agrupan. Pueden ser benignos (no cancerígenos) o malignos (cancerígenos).

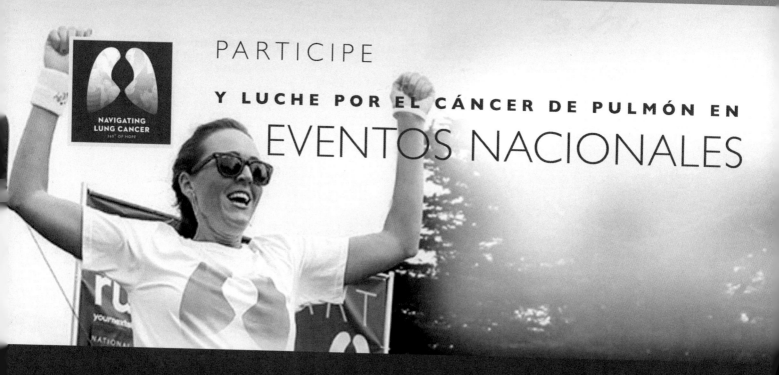

PARTICIPE

Y LUCHE POR EL CÁNCER DE PULMÓN EN

EVENTOS NACIONALES

ÚNASE A NOSOTROS EN ESTA LUCHA

La lucha contra el cáncer de pulmón requiere grandes recursos, de los cuales el apoyo financiero no es el menos importante. Ya sea por medio de nuestra serie nacional de caminatas/carreras, nuestra gala y torneo de golf anuales, o el creciente número de recaudadores de fondos de base, dependemos de quienes nos apoyan para ayudarnos a continuar nuestro trabajo.

Muchos de nuestros pacientes, dependiendo de dónde están en el viaje, encuentran paz, apoyo y valor en otros que están dispuestos a ayudarlos en la batalla contra el cáncer de pulmón. Usted no está solo. Eche un vistazo a nuestra lista de eventos para ver si hay algo que le inspire a usted, sus amigos y su familia.

El dinero que reunimos se destina a investigación sobre cáncer de pulmón en todo el mundo. Nuestra meta es convertir el cáncer de pulmón en una enfermedad manejable para el año 2023.

www.lungcancerfoundation.org/events

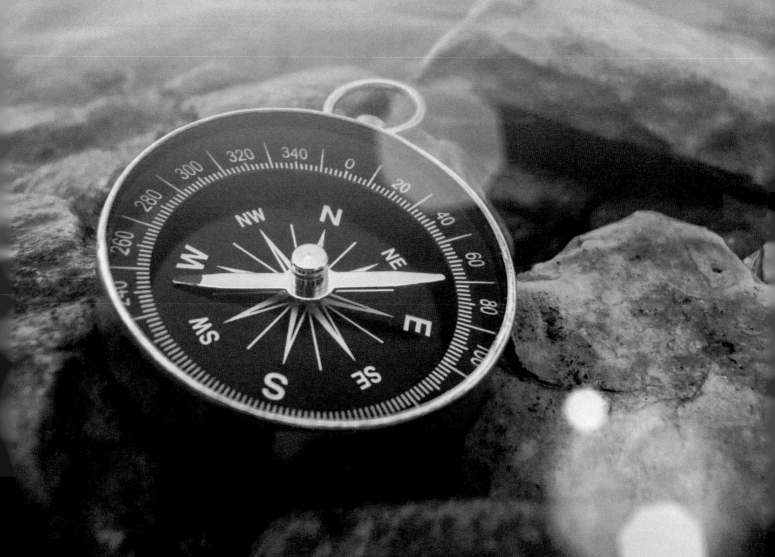

REFERENCIAS

Quiero encontrar una cura.

—Ellis Cox

REFERENCIAS

1. U.S. National Institutes of Health. (2012). National Cancer Institute: SEER Cancer Statistics Review, 1973-2009. Obtenido en julio de 2012, de http://surveillance.cancer.gov/statistics/new_data.html.

2. American Cancer Society. (10 de octubre de 2012). Lung Cancer (Non-Small Cell). Obtenido en agosto de 2012, de http://www.cancer.org/acs/groups/cid/documents/webcontent/003115-pdf.pdf.

3. Read WL, Page NC, Tierney RM, Piccirillo JF, Govindan R (Agosto de 2004). The epidemiology of bronchioloalveolar carcinoma over the past two decades: analysis of the SEER database. Lung Cancer 45(2), 137–42. Obtenido en agosto de 2012, de http://www.lungcancerjournal.info/article/S0169-5002%2804%2900054-6/abstract.

4. American Lung Association (n.d.). Understanding Mesothelioma. Obtenido en junio de 2012, de http://www.lung.org/lung-disease/mesothelioma/understanding-mesothelioma.html

5. Mesothelioma Cancer Alliance. (21 de noviembre de 2012). Mesothelioma. Obtenido el 27 de noviembre de 2012, de http://www.mesothelioma.com.

6. American Cancer Society. (15 de agosto de 2012). Lung Carcinoid Tumor. Obtenido en noviembre de 2012, de http://www.cancer.org/acs/groups/cid/documents/webcontent/003117-pdf.pdf.

7. Sarcoma Foundation of American (n.d.). Patient Resources About Sarcoma. Obtenido en junio de 2012, de http://www.curesarcoma.org/

8. American Society of Clinical Oncology. (2005-2012). Epidermal Growth Factor Receptor (*EGFR*) Testing for Advanced Non-Small Cell Lung Cancer. Obtenido en junio de 2012, de http://www.cancer.net/cancer-news-and-meetings/expert-perspective-cancer-news/epidermal-growth-factor-receptor-*EGFR*-testing-advanced-non-small-cell-lung-cancer.

9. Memorial Sloan-Kettering Cancer Center. (2012). Lung Cancer, Non-Small Cell: Personalized Medicine. Obtenido el 27 de noviembre de 2012, de http://www.mskcc.org/print/cancer-care/adult/lung-non-small-cell/personalized-medicine.

10. National Cancer Institute. (n.d.). About NCCP. Obtenido el 27 de septiembre de 2012, de http://ncccp.cancer.gov/about/index.htm.

11. Goldstraw, P. (2009). International Association for the Study of Lung Cancer: Staging Manual in Thoracic Oncology. Denver, CO: Editorial Rx Press.

12. Nagata Y, Hiraoka M, Shibata T, Onishi H, Kokubo M, Karasawa K, et al. A Phase II Trial of Stereotactic Body Radiation Therapy for Operable T1N0M0 Non-small Cell Lung Cancer: Japan Clinical Oncology Group (JCOG0403) [Abstract]. Int J Radiat Oncol Biol Phys 2010;78: s27-8.

13. Timmerman R, Paulus R, Galvin J, Michalski J, Straube W, Bradley J, et al. Stereotactic body radiation therapy for inoperable early stage lung cancer. JAMA 2010;303:1070-6.

14. Chang, H.J. & et al. (2008). Risk factors of radiation pneumonitis in lung cancer. J Clin Oncol 26: 2008 (20 de mayo suppl; abstr 7573). Obtenido el 20 de diciembre de 2012, de http://www.asco.org/ASCOv2/Meetings/Abstracts?&vmview=abst_detail_view&confID=55&abstractID=34433.

15. Cancer Treatment Centers of America. (2012). Stage I Non-Small Cell Lung Cancer. Obtenido el 27 de noviembre de 2012, de http://www.cancercenter.com/lung-cancer/lung-cancer-staging/nsclc-stage-I.cfm.

16. Cancer Treatment Centers of America. (2012). Stage II Non-Small Cell Lung Cancer. Obtenido el 27 de noviembre de 2012, de http://www.cancercenter.com/lung-cancer/lung-cancer-staging/nsclc-stage-II.cfm.

17. Cancer Treatment Centers of America. (2012). Stage III Non-Small Cell Lung Cancer. Obtenido el 27 de noviembre de 2012, de http://www.cancercenter.com/lung-cancer/lung-cancer-staging/nsclc-stage-III.cfm.

18. Cancer Treatment Centers of America. (2012). Stage IV Non-Small Cell Lung Cancer. Obtenido el 27 de noviembre de 2012, de http://www.cancercenter.com/lung-cancer/lung-cancer-staging/nsclc-stage-IV.cfm.

19. Reveiz, L., et al. (2012 Jun). Chemotherapy for brain metastases from small cell lung cancer. Cochrane Database Syst Rev. 13;6: CD007464. Obtenido en julio de 2012, de http://www.ncbi.nlm.nih.gov/pubmed/22696370.

20. Friedman MA, Cain DF. (1990). National Cancer Institute sponsored cooperative clinical trials. Cancer. 65(10 suppl):2376–2382.

21. ClinicalTrials.gov. (2012). ClincalTrials.gov A service of the U.S. National Institutes of Health. Obtenido el 27 de noviembre de 2012, de www.clinicaltrials.gov.

22. Complementary/Integrative Medicine Education Resources. (n.d.) The University of Texas MD Anderson Cancer Center. Obtenido en agosto de 2012, de http://www.mdanderson.org/education-and-research/resources-for-professionals/clinical-tools-and-resources/cimer/index.html.

23. Hospice Foundation of America. (n.d.). Myths and Facts About Hospice. Obtenido en línea en julio de 2012, de http://www.hospicefoundation.org/hospicemyths.

- American Cancer Society. (n.d.). Understanding Chemotherapy: A Guide for Patients and Families. Obtenido en julio de 2012, de http://www.cancer.org/Treatment/TreatmentsandSideEffects/TreatmentTypes/Chemotherapy/UnderstandingChemotherapyAGuideforPatientsandFamilies/index.

- National Cancer Institute. (n.d.). Chemotherapy Side Effects Fact Sheets. Obtenido en julio de 2012, de http://www.cancer.gov/cancertopics/coping/chemo-side-effects.

- National Cancer Institute. (n.d.). Lung Cancer. Obtenido en junio de 2012, de http://www.cancer.gov/cancertopics/types/lung.

- National Institutes of Health. (11 de enero de 2011). NIH Clinical Research Trials And You. Obtenido en junio de 2012, de http://www.nih.gov/health/clinicaltrials/basics.htm.

1. Hagemann IS, Devarakonda S, Lockwood CM, Spencer DH, Guebert K, Bredemeyer AJ, et al. Clinical next-generation sequencing in patients with non-small cell lung cancer. Cancer. 2015;121:631–9.

2. Villaflor V, Won B, Nagy R, Banks K, Lanman RB, Talasaz A, et al. Biopsy-free circulating tumor DNA assay identifies actionable mutations in lung cancer. Oncotarget. 2016;7:66680–891.

3. Thompson JC, Yee SS, Troxel AB, Savitch SL, Fan R, Balli D, et al. Detection of therapeutically targetable driver and resistance mutations in lung cancer patients by next generation sequencing of cell-free circulating tumor DNA. Clin Cancer Res Off J Am Assoc Cancer Res. 2016.

4. Ali SM, Hensing T, Schrock AB, Allen J, Sanford E, Gowen K, et al. Comprehensive Genomic Profiling Identifies a Subset of Crizotinib-Responsive ALK-Rearranged Non-Small Cell Lung Cancer Not Detected by Fluorescence In Situ Hybridization. The Oncologist. 2016;21:762–70.

5. Cheng L, Alexander RE, Maclennan GT, Cummings OW, Montironi R, Lopez-Beltran A, et al. Molecular pathology of lung cancer: key to personalized medicine. Mod Pathol Off J U S Can Acad Pathol Inc. 2012;25:347–69.

6. Drilon A, Wang L, Arcila ME, Balasubramanian S, Greenbowe JR, Ross JS, et al. Broad, Hybrid Capture-Based Next-Generation Sequencing Identifies Actionable Genomic Alterations in Lung Adenocarcinomas Otherwise Negative for Such Alterations by Other Genomic Testing Approaches. Clin Cancer Res Off J Am Assoc Cancer Res. 2015;21:3631–9.

7. Lim SM, Kim EY, Kim HR, Ali SM, Greenbowe JR, Shim HS, et al. Genomic profiling of lung adenocarcinoma patients reveals therapeutic targets and confers clinical benefit when standard molecular testing is negative. Oncotarget. 2016;7:24172–8.

8.   Schrock AB, Frampton GM, Herndon D, Greenbowe JR, Wang K, Lipson D, et al. Comprehensive Genomic Profiling Identifies Frequent Drug-Sensitive *EGFR* Exon 19 Deletions in NSCLC not Identified by Prior Molecular Testing. Clin Cancer Res Off J Am Assoc Cancer Res. 2016;22:3281–5.

9.   Cancer Genome Atlas Research Network. Comprehensive molecular profiling of lung adenocarcinoma. Nature. 2014;511:543–50.

10. Campbell JD, Alexandrov A, Kim J, Wala J, Berger AH, Pedamallu CS, et al. Distinct patterns of somatic genome alterations in lung adenocarcinomas and squamous cell carcinomas. Nat Genet. 2016;48:607–16.

11. Ettinger DS, Wood DE, Akerley W, Bazhenova LA, Borghaei H, Camidge DR, et al. Non-Small Cell Lung Cancer, Version 6.2015. J Natl Compr Cancer Netw JNCCN. 2015;13:515–24.

12. Novello S, Barlesi F, Califano R, Cufer T, Ekman S, Levra MG, et al. metastatic non-small-cell lung cancer: ESMO Clinical Practice Guidelines for diagnosis, treatment and follow-up. Ann Oncol Off J Eur Soc Med Oncol. 2016;27:v1–27.

13. Arrieta O, Cardona AF, Martín C, Más-López L, Corrales-Rodríguez L, Bramuglia G, et al. Updated Frequency of *EGFR* and *KRAS* Mutations in Non Small-Cell Lung Cancer in Latin America: The Latin-American Consortium for the Investigation of Lung Cancer (CLICaP). J Thorac Oncol Off Publ Int Assoc Study Lung Cancer. 2015;10:838–43.

14. Planchard D, Besse B, Groen HJM, Souquet P-J, Quoix E, Baik CS, et al. Dabrafenib plus trametinib in patients with previously treated *BRAF*(V600E)-mutant metastatic non-small cell lung cancer: an open-label, multicentre phase 2 trial. Lancet Oncol. 2016;

15. Sholl LM, Aisner DL, Varella-Garcia M, Berry LD, Dias-Santagata D, Wistuba II, et al. Multi-institutional Oncogenic Driver Mutation Analysis in Lung Adenocarcinoma: The Lung Cancer Mutation Consortium Experience. J Thorac Oncol Off Publ Int Assoc Study Lung Cancer. 2015;10:768–77.

16. Mazières J, Barlesi F, Filleron T, Besse B, Monnet I, Beau-Faller M, et al. Lung cancer patients with *HER2* mutations treated with chemotherapy and *HER2*-targeted drugs: results from the European EU*HER2* cohort. Ann Oncol Off J Eur Soc Med Oncol ESMO. 2016;27:281–6.

17. Li BT, Ross DS, Aisner DL, Chaft JE, Hsu M, Kako SL, et al. *HER2* Amplification and *HER2* Mutation Are Distinct Molecular Targets in Lung Cancers. J Thorac Oncol. 2016;11:414–9.

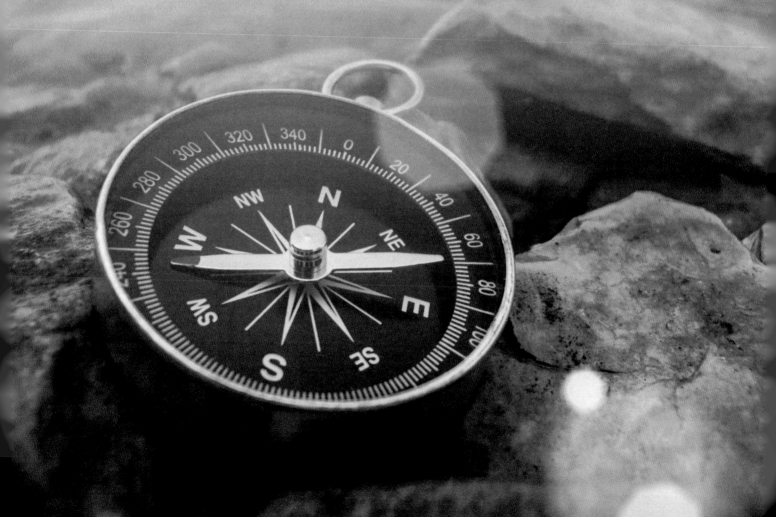

ÍNDICE

ÍNDICE

La Fundación es una luz brillante para aquellos con diagnóstico de cáncer de pulmón. Son personas conocedoras, útiles, dedicadas, compasivas y enérgicas, ¡desde la persona que contesta el teléfono (¡gracias Kim!) hasta cada persona que forma parte de la Fundación! Ellos hacen un esfuerzo adicional y están haciendo una diferencia para aquellos con diagnóstico de cáncer de pulmón. Como sobreviviente de cáncer de pulmón, estoy orgullosa y muy agradecida de estar en su equipo.

—Jane Millman, *sobreviviente*

EJECUTIVOS SÉNIOR

Bonnie J. Addario
Presidente y sobreviviente
del cáncer de pulmón

David LeDuc
Director Ejecutivo

Danielle Hicks
Subdirectora Ejecutiva de Servicios al
Paciente y Programas para Pacientes

Andrea Parks
Subdirectora Ejecutiva de
Asociaciones y Desarrollo

Guneet Walia, PhD
Directora Sénior de Investigación
y Asuntos Médicos

PERSONAL

Debi Beltramo
Directora de Finanzas

Samantha Cummis
Directora de Mercadeo
y Comunicaciones

Kendall Dempsey
Administradora de Eventos
y Bases de Datos

Jennifer Hughes
Directora de Eventos Nacionales

Leah Fine
Gerente de Programa,
Centros de Excelencia

Gina Tallerico
Coordinadora de Eventos

Emily Bennett Taylor
Vocera/Defensora del Paciente

Katie Wilcox
Gerente de Eventos Nacionales

Michele Zeh
Gerente de Servicios al Paciente y
Programas para Pacientes

Kim
Administradora de Oficina

238

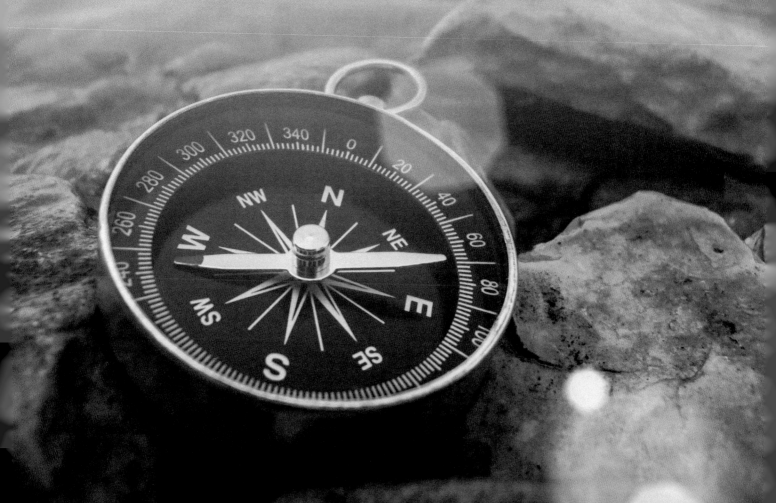

RECURSOS

Existen múltiples recursos en toda la nación para proporcionar a los pacientes y las familias ayuda médica, servicios sociales, orientación financiera, información de ensayos clínicos y consejos sobre cómo vivir con cáncer de pulmón (dieta, ejercicio, etc.). La lista de la ALCF de los recursos relacionados con el cáncer de pulmón, tanto locales como nacionales, es valiosa para cualquier persona que busque ayuda para entender esta enfermedad y hacerle frente. Por favor visite sus sitios web.

RECURSOS RELACIONADOS CON EL CÁNCER DE PULMÓN

Bristol-Myers Squibb

Cancer Research Institute (Instituto de Investigación para el Cáncer)

Early Detection Lung Cancer Screening (I-ELCAP, Prueba de detección temprana para el cáncer de pulmón)

Mesothelioma Applied Research Foundation (Fundación de Investigación Aplicada sobre Mesotelioma)

National Cancer Institute (NCI, Instituto Nacional para el Cáncer)

National Cancer Institute: Map of Cancer Centers

(Instituto Nacional para el Cáncer: mapa de los centros oncológicos)

National Comprehensive Cancer Network (NCCN) Treatment Guidelines

(Lineamientos de tratamiento de la Red Nacional Exhaustiva para el Cáncer)

National Institute of Health (NIH, Institutos Nacionales de Salud)

OncLive

Radiological Society of North America (Sociedad Radiológica de Norteamérica)

ORGANIZACIONES EDUCATIVAS DE INVESTIGACIÓN

Caring Ambassadors: Lung Cancer (Embajadores de Cuidados: Cáncer Pulmonar)

Free to Breathe (Libre para Respirar)

Global Resource for Advancing Cancer Education

(GRACE, Fuente Global para el Avance en la Educación sobre el Cáncer)

Lung Cancer Alliance (Alianza contra el Cáncer Pulmonar)

Lung Cancer Foundation of America (LCFA, Fundación Norteamericana para el Cáncer de Pulmón)

LungCAN

Lungevity

Uniting Against Lung Cancer (UALC, Unidos en Contra del Cáncer de Pulmón)

AYUDA ECONÓMICA/FINANCIERA Y SEGUROS

Bristol-Myers Squibb

Cancer Financial Assist Coalition (CFAC, Coalición para la Ayuda Financiera para el Cáncer)

Cancer.net

CancerCare

Good Days

Lung Cancer and Social Security Disability Benefits

(Beneficios de Discapacidad para el Cáncer Pulmonar del Seguro Social)

Patient Access Network Foundation (Fundación de la Red de Acceso para Pacientes)

Patient Advocate Foundation (PAF, Fundación para la Defensa de los Pacientes)
Patient Advocate Foundation Co-Pay Relief
(Ayuda para Copagos de la Fundación para la Defensa de los Pacientes)
Pfizer: RxPathways

AYUDA CON MEDICAMENTOS

Boehringer Ingelheim: Patient Assistance Program
(Programa de Ayuda para Pacientes de Boehringer Ingelheim)
Bristol-Myers Squibb
Celgene Patient Support (Apoyo para Pacientes de Celgene)
Genentech: Access Solutions (Soluciones de Acceso de Genentech)
Lilly Oncology: PatientOne
Needy Meds (Medicamentos de Necesidad)
RxResource.org

TRANSPORTE Y VIAJES

American Cancer Society: Road to Recovery
(Camino a la Recuperación de la Sociedad Norteamericana para el Cáncer)
Angel Flight West
Bristol-Myers Squibb
Joe's House
National Patient Travel Center (Centro Nacional para Pacientes Viajeros)

APOYO

Bay Area Jewish Healing Center (Centro de Curación Judío del Área de la Bahía)
CarePages
Hospice Foundation of America (Fundación de Hospicio de América)
Imerman Angels
Inogen One Oxygen Concentrators (Concentradores de Oxígeno Inogen One)
KARA
Legacy: Ex Plan
Livestrong Foundation (Fundación Livestrong)
LVNG With Lung Cancer, a new site from AstraZeneca
(LVNG con Cáncer de Pulmón, un nuevo sitio de AstraZeneca)
MyLifeLine.org Cancer Foundation (Fundación para el Cáncer MyLifeLine.org)
Pathways (Vías)
Stupid Cancer (Estúpido Cáncer)
The Empowered Patient Coalition (Coalición para el Fortalecimiento de los Pacientes)
Tweet 2 Quit
UCSF Medical Center Bereavement Resources and Services
(Recursos y Servicios para el Duelo del Centro Médico de la UCSF)

APOYO PARA ENSAYOS CLÍNICOS

ClinicalTrials.gov
EmergingMed

He estado asociado con la Fundación desde el principio. Aquí soy un sobreviviente de 18 años de cáncer de pulmón en etapa IV que realmente ha tratado de entender a fondo los conceptos básicos de cáncer de pulmón y sus opciones de tratamiento. La ALCMI y los proyectos que financiamos—cualquiera de ellos—pueden conducir a un nuevo protocolo innovador para la detección temprana, a una nueva terapia farmacológica, o una nueva comprensión básica de lo que realmente es el cáncer de pulmón. Este es un momento emocionante para estar en las líneas del frente de una ciencia que puede cambiar muy rápido y va a hacerlo, y yo, y nosotros en la fundación, estaremos ahí.

—Wells Whitney, sobreviviente

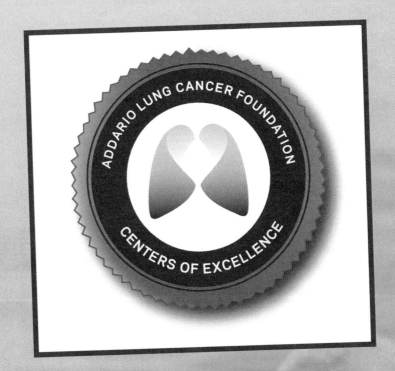

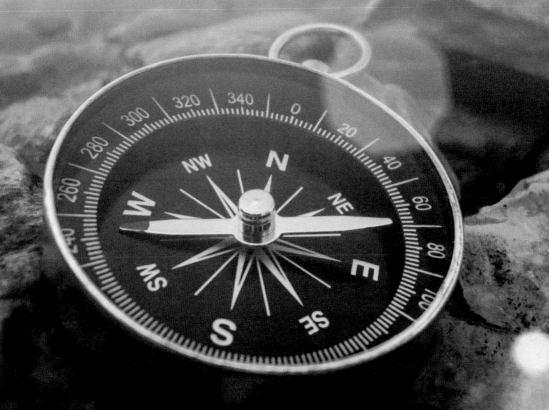

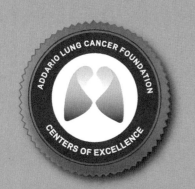

El programa del Community Hospital Center of Excellence tiene como fundamento la creencia en que la mejor manera para lidiar con el cáncer de pulmón es proporcionar cuidados coordinados y multidisciplinarios que integran y consideran de manera global (el "panorama completo") las situaciones presentadas por cada paciente de forma individual.

Nosotros consideramos el "panorama completo".

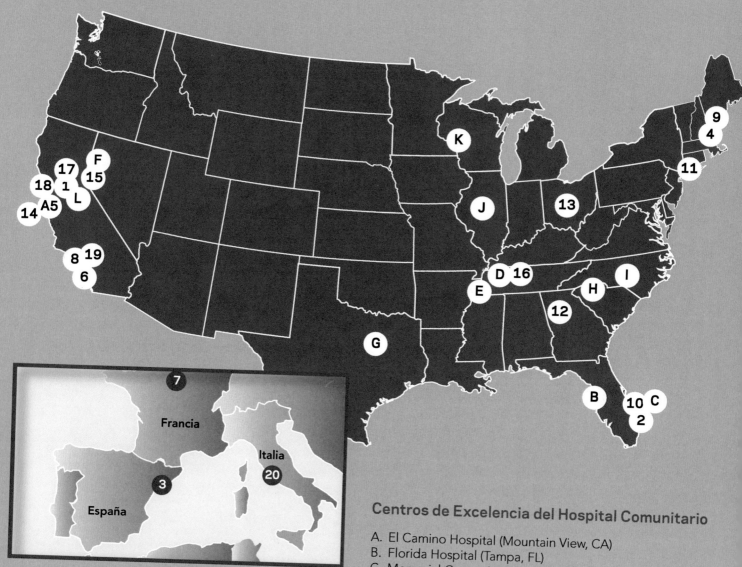

Centros de Excelencia del Hospital Comunitario

A. El Camino Hospital (Mountain View, CA)
B. Florida Hospital (Tampa, FL)
C. Memorial Cancer Institute (Hollywood, FL)
D. St. Thomas Health West (Nashville, TN)
E. Baptist Memorial Hospital (Memphis, TN)
F. Gene Upshaw Memorial Tahoe Forest Cancer Center (Lake Tahoe, NV)
G. Texas Oncology-Presbyterian Cancer Center (Dallas, TX)
H. Gibbs Cancer Center (Spartanburg, SC)
I. First Health Moore Regional (Pinehurst, NC)
J. OSF St. Francis (Peoria, IL)
K. Gunderson Health (La Crosse, WI)
L. Dignity Health Cancer Institute – Mercy San Juan Medical Center (Carmichael, CA)

Traído a usted por el generoso apoyo de múltiples patrocinadores.

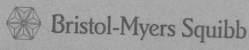

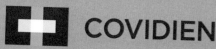

ADDARIO LUNG CANCER FOUNDATION CENTERS OF EXCELLENCE (CENTROS DE EXCELENCIA DE LA FUNDACIÓN ADDARIO PARA EL CÁNCER DE PULMÓN)

Una parte importante de este enfoque es el programa del Community Hospital Center of Excellence, que ha sido diseñado para acelerar la detección del cáncer pulmonar y su tratamiento utilizando la tecnología más avanzada disponible para especialistas compasivos del cáncer pulmonar. Debido a que el 80% de los pacientes reciben su tratamiento en el hospital comunitario de su localidad, estos son los centros donde se puede hacer el mayor bien para la mayor cantidad de personas, logrando así mejorar la tasa de supervivencia de los pacientes con cáncer pulmonar.

Encabezado por un programa piloto dirigido por el reconocido oncólogo el Dr. Shane Dormady de El Camino Hospital en Silicon Valley, la ALCF se encuentra trabajando en conjunto con un equipo de especialistas de elite para crear un paradigma sin igual para el tratamiento de cáncer pulmonar a nivel mundial; basado en un modelo colaborativo y enfocado en el paciente para proporcionarle, sin importar donde vivan, acceso a las técnicas de diagnóstico y a las terapias más efectivas y modernas.

Este nuevo "estándar de cuidado" establecido en el Community Hospitals estará acompañado por un sello de excelencia oficial proporcionado por la ALCF, asegurando de esta manera que ningún paciente con cáncer pulmonar se quede rezagado.

Centros de Excelencia del Hospital ALCMI

1. Alta Bates Summit Medical Center (Oakland, CA)—Andrew Greenberg, MD, PhD

2. Boca Raton Regional Hospital (Boca Raton, FL)—Edgardo Santos, MD

3. Instituto Catalán de Oncología (Barcelona, España)—Rafael Rosell, MD, PhD

4. Dana-Farber Cancer Institute (Boston, MA)—Pasi Janne, MD, PhD

5. El Camino Hospital (Mountain View, CA)—Ganesh Krishna, MD

6. Hoag Hospital (Newport Beach, CA)— Doug Zusman, MD

7. Institute Gustave Roussy (París, Francia)—Jean-Charles Soria, MD, PhD

8. LA County Hospital (Los Angeles, CA)—Barbara Gitlitz, MD

9. Lahey Clinic Hospital (Burlington, MA)—Paul Hesketh, MD

10. Memorial Health System (Hollywood, FL)—Luis Raez, MD

11. New York University (New York, NY)—Harvey Pass, MD

12. Northside Hospital System (Atlanta, GA)—Howard Silverboard, MD

13. Ohio State University (Columbus, OH)—David Carbone, MD, PhD

14. Palo Alto Medical Foundation (Palo Alto, CA)—Ganesh Krishna, MD

15. Tahoe Forest Cancer Center (Truckee, CA)—Larry Heifetz, MD

16. Vanderbilt University Medical Center (Nashville, TN)—Leora Horn, MD

17. University of California at Davis (Sacramento, CA)—David Gandara, MD

18. University of California, San Francisco (San Francisco, CA)—David Jablons, MD

19. University of Southern California (Los Angeles, CA)— Ite Laird-Offringa, PhD y Barbara Gitlitz, MD

20. University of Torino (Torino, Italia)—Giorgio Scagliotti, MD, PhD

NOTAS

NOTAS

Made in the USA
Columbia, SC
18 October 2018